コンビニへ「健康」を買いに行こう！

順天堂大学医学部教授
小林弘幸 著

※この本で紹介しているコンビニエンスストアの商品は、
撮影時2013年2月現在のものです。
内容、パッケージの変更や、販売終了、
また、店舗により取り扱いがない場合があります。

主婦の友社

目次

第2章
朝・昼・夕 コンビニの効率的活用術

第3章 ダイエットも！体や心の不調や悩みも！コンビニで解決！

第4章 組み合わせるだけ!! こんなに簡単!! バランス夕食 ＋5分軽食・おつまみ

第5章 友人とのんびり、コンビニ食材で休日の簡単ごちそうごはん

第6章 疲労回復と安眠のために明日が見えるコンビニ利用法

はじめに

「コンビニ」は、忙しく、自分の健康を考える余裕もないあなたの味方です

僕はこれまで、「自律神経」や「腸内環境」をテーマに、健康に生きるための方法を書いた本をたくさん出してきました。しかし最近、最も読んでほしい人に情報が届いているのだろうかと、心配になってきました。

僕の本を最も読んでほしいのは、日々の忙しさに追われ、ストレスや悩みを抱えて、自分の健康を振り返る時間も心のゆとりもない人たちです。

あなたはどうでしょうか？　睡眠は十分にとっていますか？　毎朝、すっきりと目覚めますか？　定期的に体を動かしていますか？　食事を1日3食とっていますか？

すべての答えがノーという人は、ぜひ本書を読んでください。ノーのま

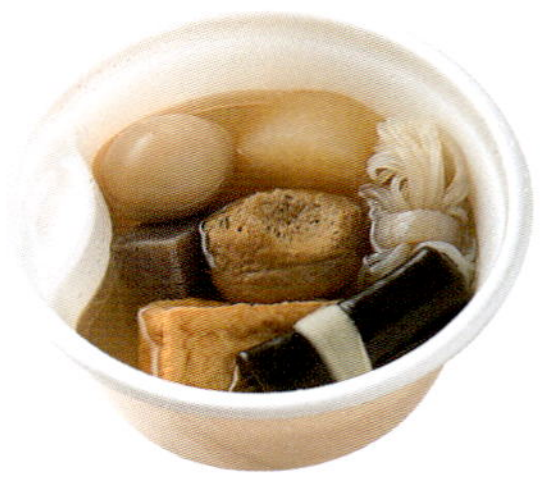

までは、遠からぬ日に、仕事や勉強のパフォーマンスが低下したり、せっかくの若さや美しさに陰りが生じかねません。さらに、体調をくずしたり、肥満や生活習慣病予備群になる可能性すらあるからです。

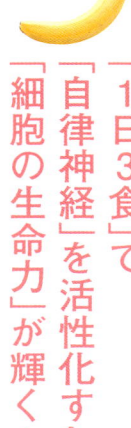

「１日３食」で「自律神経」を活性化すれば、「細胞の生命力」が輝く！

あなたがいまの若さや美しさ、健康を手放さないために、まずやるべきこと、それは１日３食を、できるだけ規則正しい時間に食べることです。なぜならそれが、あなたの「腸内環境」をととのえ、「自律神経」のバランスをよくする必須条件だからです。そしてそれは、あなたの「細胞の生命力」を強く保つ基本だからです。

「細胞の生命力」とは、生きる力です。若さや元気、健康の源です。病気を防ぐ免疫力もそのひとつです。その免疫力を生み出す免疫細胞の７～８割は、腸に存在しています。免疫力は「腸内環境」のよしあしで決まるといってもよいのです。

その「腸内環境」をコントロールしているのが、「自律神経」です。「自律神経」は、心臓や肺、肝臓、胃腸などの臓器を動かしたり、血管の収縮を管理するなど、自分の意識で動かすことのできない生命活動を支配しています。「自律神経」が乱れると、便秘や下痢、食欲不振、肌荒れ、冷え性、風邪、さらには心拍数や血圧の異常など、さまざまな症状が現れます。いざというときに体調がくずれる、やる気が起きないなどの心のコンディションに関する不調も、「自律神経」と深い関係があります。

「自律神経」は、朝から日中、夕方から夜へと、1日サイクルで変動しています。そこで、朝・昼・夕の3食を規則正しくとって胃腸に刺激を与えれば、「自律神経」のバランスがとれて腸の働きがよくなり、「腸内環境」がととのいます。「腸内環境」がよくなれば、全身の細胞に栄養を運ぶ血流がよくなるので、「細胞の生命力」も高まるのです。

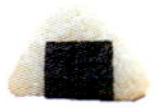

コンビニを、「1日3食」の基地にしよう

1日3食、規則正しく食べることがよいとわかっていても、朝も昼も時間に追われ、食事がとれない、夜も残業かおつきあいが続き、外食に頼るか、コンビニに走るしかない。

そうです。そんなあなたは、堂々と外食やコンビニを活用しましょう。特に利用価値が高いのは、コンビニです。なぜなら全国各地、時間に追われて生活をする人のそばには必ずあり、早朝から深夜まで営業しており、基本的な食品がほぼそろっているからです。

コンビニ食は、食材や栄養が偏る、添加物が心配という人もいるでしょう。しかし、食事を抜いたり、お菓子ですませることを思えば、コンビニを活用するほうがずっと賢い選択です。ちなみに僕自身、朝や昼食はコンビニをよく利用します。

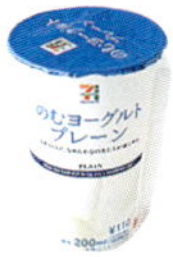

コンビニ活用で「食べ方」を変えれば明日が見える！

コンビニも進化しています。健康を意識した品ぞろえが進み、合成保存料や着色料は無添加のものもふえており、材料や栄養価表示も徹底され、へたな外食店より安心です。オリジナルの調理ずみ食品などは、手抜き料理を上回るおいしさだと評判のものもあります。面倒だからと、家庭の台所から消えつつある伝統的な健康食材や料理もコンビニにはあります。

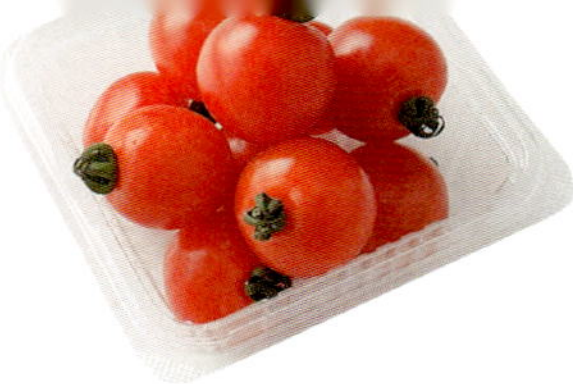

もちろん、コンビニ食も玉石混交です。できれば食べてほしくないものもあります。コンビニで何を選んだらよいか、本書はそのガイドブックです。

朝・昼・夕食それぞれで、食べたいものは異なります。あなたの体調や生活のシーンによっても、選びたい食品は異なります。本書では、なぜそれを選ぶかの理由もしっかり解説しています。

「コンビニ食ですませるしかない」「空腹を満たせばいい」と思って店に入れば、いつも買い慣れた品しか目に入ってきません。でも、本書をガイドに商品棚を見渡せば、いままで気づかなかった品が目に入ってくるはずです。そうして新たに開かれた目で見れば、どのコンビニに行っても、そのときの自分のリズムや体調に必要な食品をスッと選べるようになります。

そんな体験を重ねていくうちに、あなたの体調はいつの間にか改善しているはずです。

意識して食品を選び、意識して食べるだけで、明日は変わります。さあ、コンビニに「健康」を買いに行きましょう。

小林弘幸

２０１３年 ６月

第1章

コンビニで なぜ健康に なれるのか？

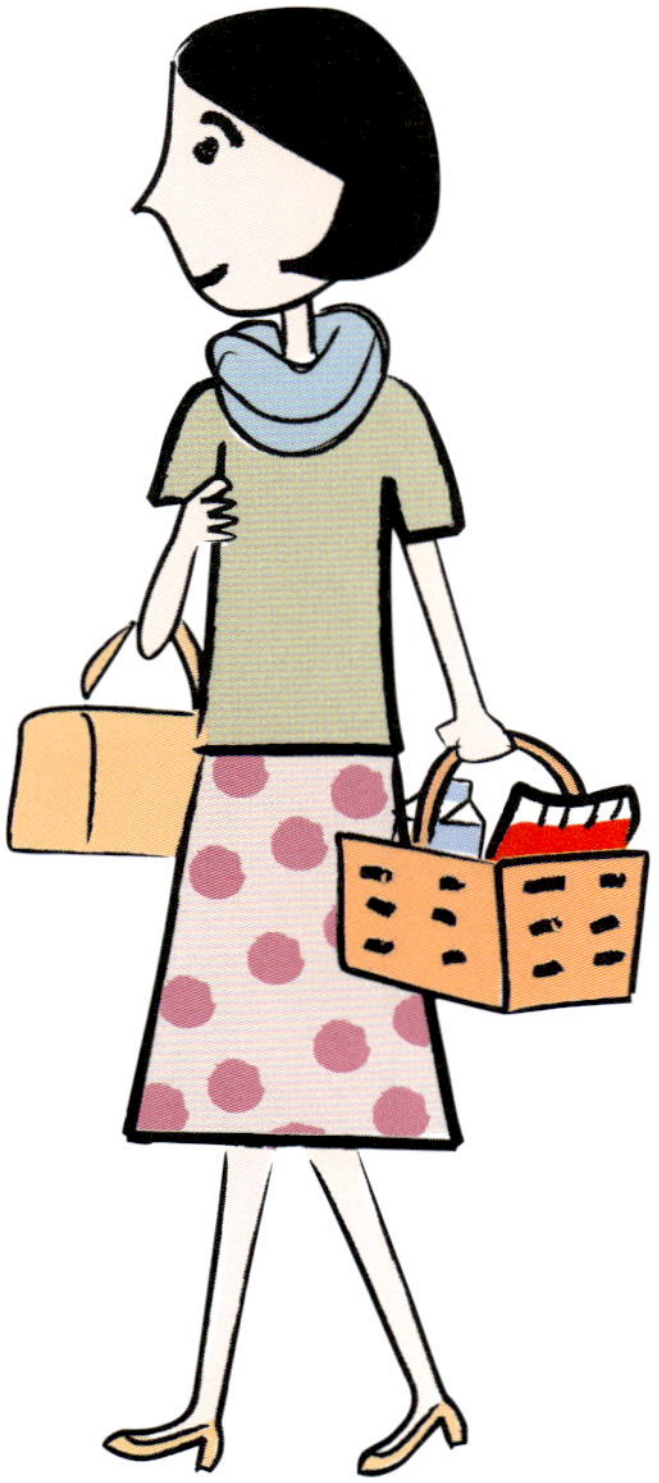

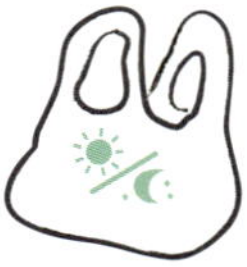

コンビニで
いますぐ実践！
1日3回食べる習慣で
自律神経のバランスは
簡単にととのう！

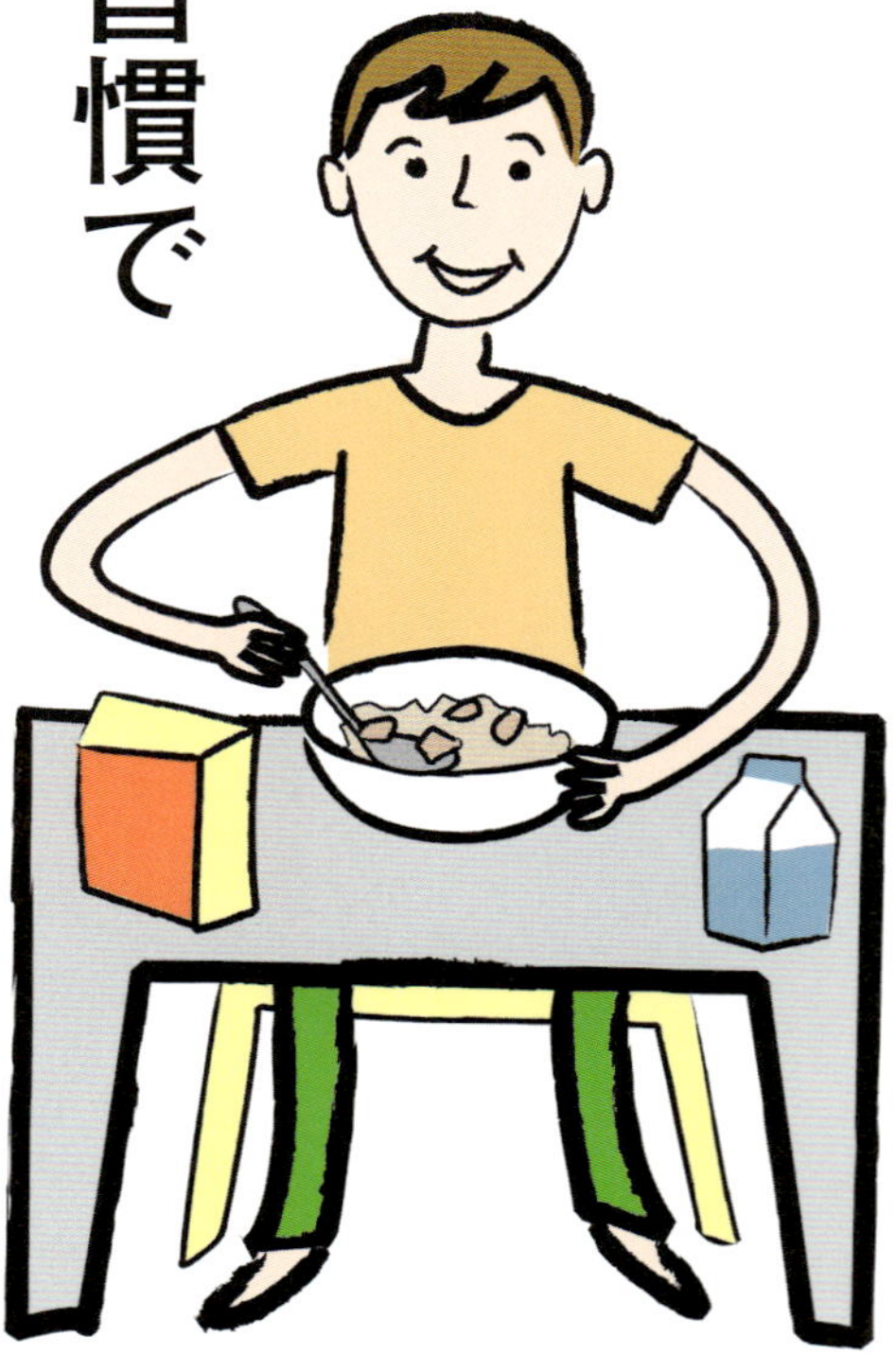

心と体のコンディションは自律神経のバランスで決まる

自律神経は、私たちの意思と関係なく自律的に働く神経です。心臓、肺、胃腸などの内臓の働き、呼吸や血圧の調節など、生命の基本システムを担っています。

自律神経には**交感神経**と**副交感神経**があります。**交感神経は、緊張・興奮モードを演出するアクセル役**、**副交感神経はリラックスモードを演出するブレーキ役**です。

交感神経と副交感神経は、シーソーのように、一方が高くなればもう一方は低くなります。変動の幅は、運動や食事、睡眠などの生活リズムによって変化します。

変動の幅がほぼ同じであれば、自律神経のバランスがよいといえます。

【交感神経】

緊張・興奮モードを演出する神経。脳に血液を集めるので、集中力を高め、筋肉も動きやすい。

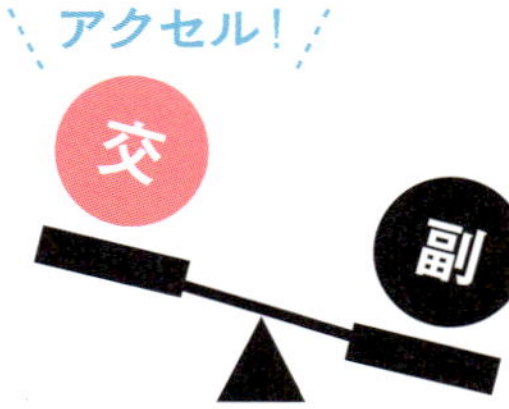

【副交感神経】

リラックスモードを演出する神経。血圧が下がって血流がよくなり、消化器官が働きやすくなる。

快便なら自律神経のバランスOK！ コンビニが腸を元気にしてくれる！

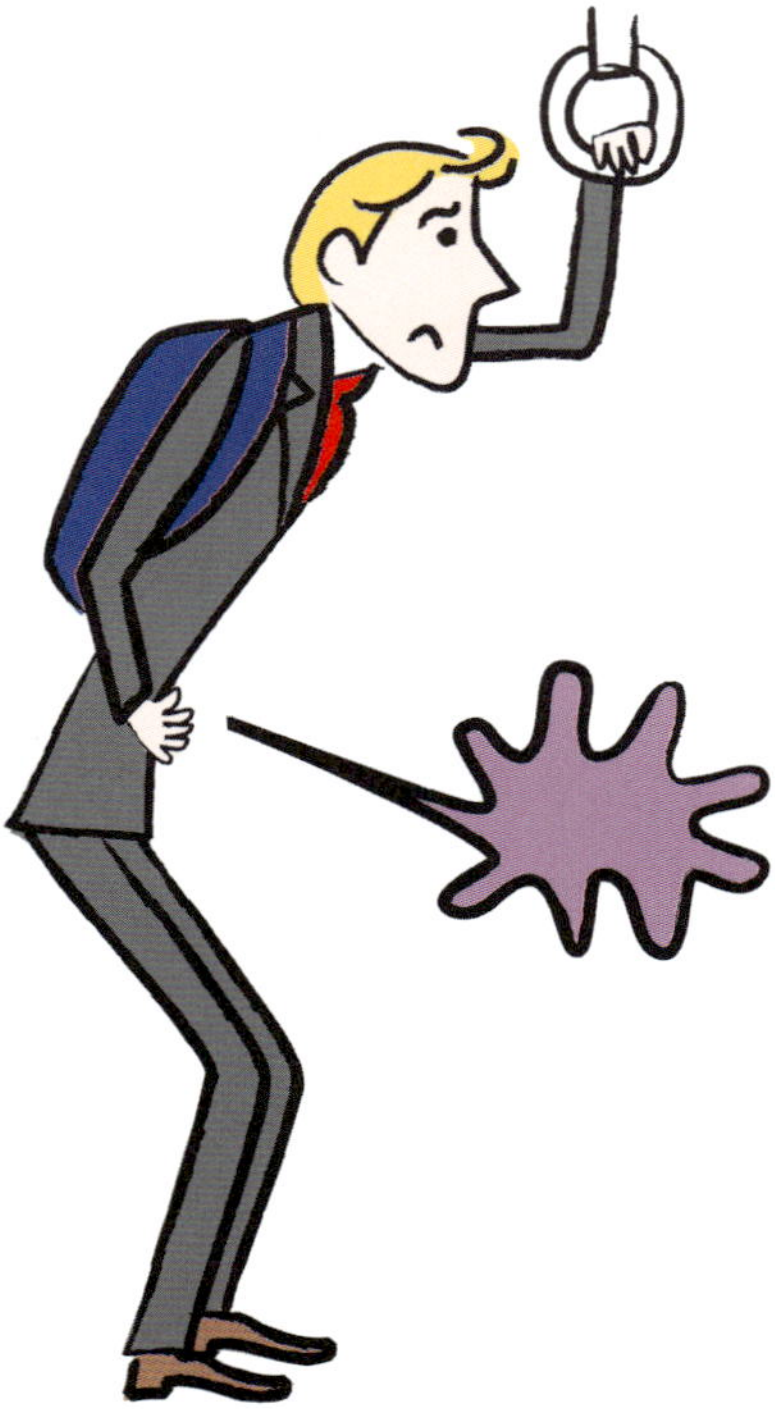

自律神経のバランスがいいか悪いかを教えてくれるのは便通です。**快便なら自律神経のバランスはととのっています。**

便通を促す**腸のぜん動運動は、副交感神経が優位なときに活発**になります。交感神経が優位なときは、血管が収縮して血圧や心拍数が高まり、この間、副交感神経は鎮静化するので、腸も動きません。交感神経がいつも興奮した状態でいると腸は動けないので、便秘になってしまいます。この状態が長引けば、副交感神経が反乱を起こして腸が突然動き、下痢がまじることもあります。

腸がいつも元気に働くよう心がければ、自律神経のバランスもととのうのです。

コンビニ活用の三度の食事で腸を動かし、自律神経のリズムを応援

現代生活はストレスや睡眠不足などで、交感神経が興奮しがちです。そのなかで、腸に元気に働いてもらうための最大のコツは、1日3回の食事です。

交感神経と副交感神経は日内変動といって、朝昼夕の時間の流れに従って変動します。このリズムに沿って生活すれば、自律神経のバランスはととのいます。そのために人が見つけた生活習慣が、**昼は活動して、夜は眠り、三度の食事を規則正しくとる**ことです。食事をすると一時的に交感神経が上がりますが、食後は逆に副交感神経が上がって消化・吸収を促します。この小さな変動を1日3回起こすことで、腸の動きが活発になって副交感神経が活性化し、交感神経の過剰な興奮を抑えることができるのです。

【自律神経バランスの日内変動】

交感神経は朝から上がり始めて昼をピークに下がり、副交感神経は昼から上がり始めて夜中をピークに明け方に向けて下がっていく。

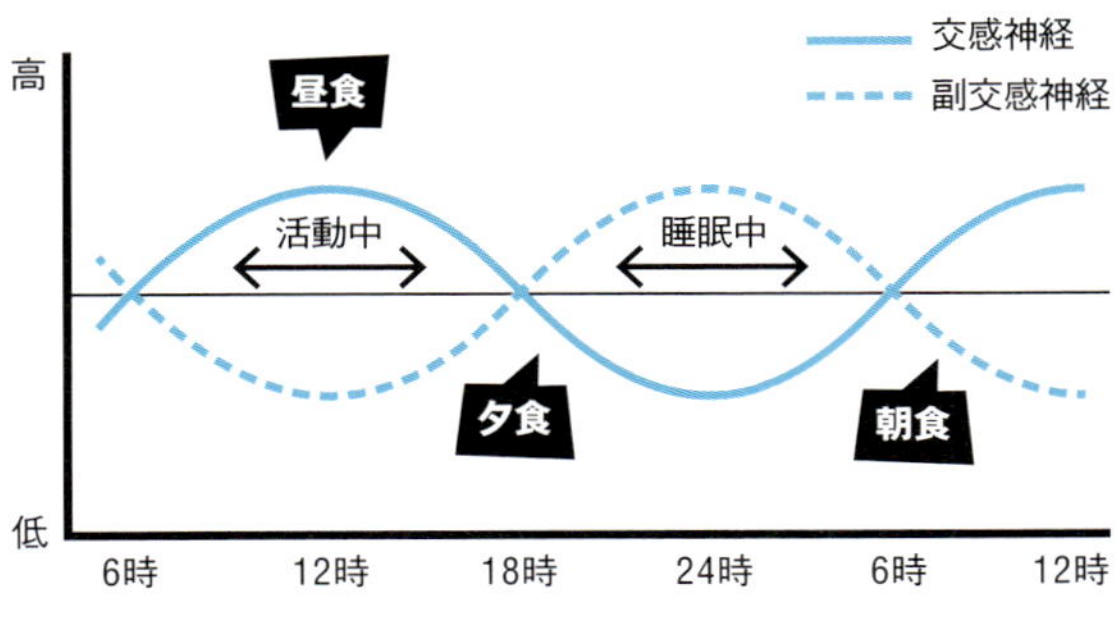

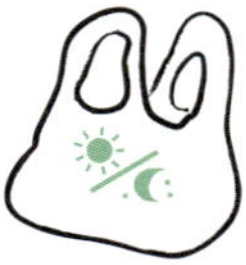

選ぶべきは
腸を元気にするメニュー。
乳酸菌・発酵食品、
食物繊維、オリーブオイル。
コンビニだから毎日とれる！

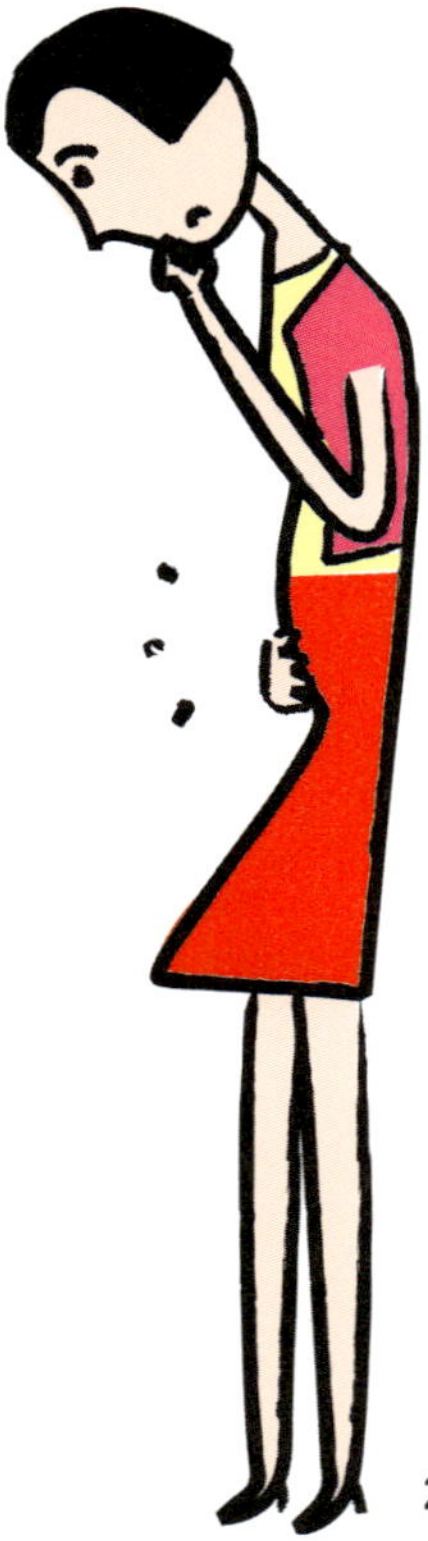

善玉菌のいちばんの好物は、乳酸菌や発酵食品

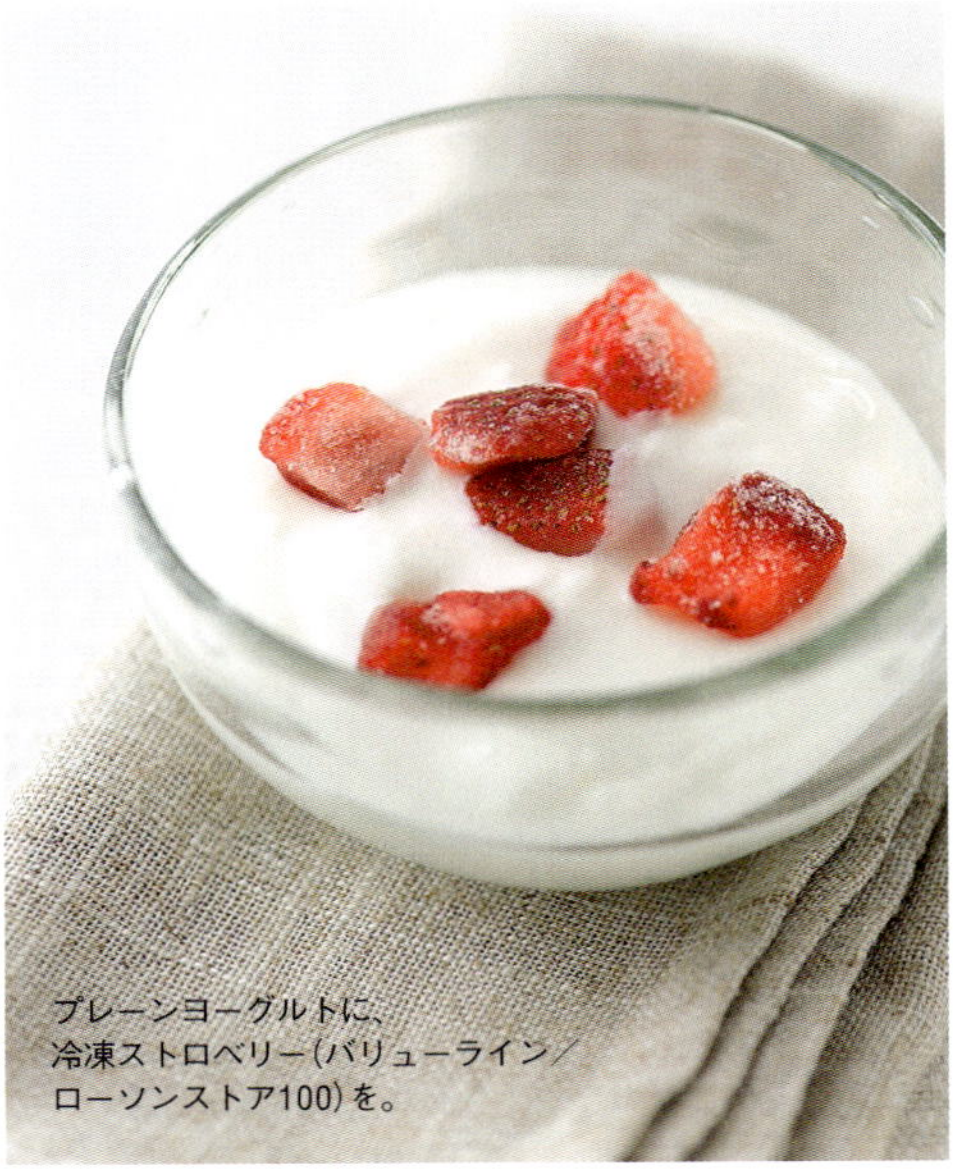

プレーンヨーグルトに、
冷凍ストロベリー（バリューライン／
ローソンストア100）を。

腸内には1・5キログラムもの腸内細菌がすんでいます。そのうち、**消化・吸収を助けたり、免疫機能を発揮する善玉菌**をふやし、**毒素を発生したり病原菌を増殖させて炎症を招いたりする悪玉菌**を減らすと、腸は元気になります。

善玉菌をふやすには、腸内で善玉菌になる乳酸菌やビフィズス菌などの生菌《せいきん》をとるのがいちばん。**生菌を添加したヨーグルトなど発酵乳製品**なら手軽です。

微生物や酵素を利用してうまみや保存性を高めた発酵食品もおすすめです。納豆、チーズ、キムチや高菜漬け、すぐき漬け、しば漬けなどの保存漬けは、乳酸菌が豊富です。みそ、しょうゆ、ナンプラーなどの調味料も、酵素や微生物の宝庫です。

腸のそうじ役、食物繊維は、水溶性と不溶性の両方をとる

食物繊維は、人の消化酵素では消化されにくい栄養素の総称です。植物の皮や筋などに含まれる水にとけない不溶性食物繊維と、果物のペクチンや海藻のネバネバ成分に含まれる水にとける水溶性食物繊維とがあります。

食物繊維の最大の働きは便の主材料になることです。**不溶性食物繊維は水分を吸ってふくらみ、他のカスを包んで便のカサを増し**ます。**水溶性食物繊維は水にとけて便をやわらかく**します。

ほとんどの食材には不溶性と水溶性の食物繊維が共存しています。大半の食材は不溶性の割合が多く、水溶性が比較的多いのは、ごぼう、オクラ、らっきょう、なめこ、柑橘類、海藻です。

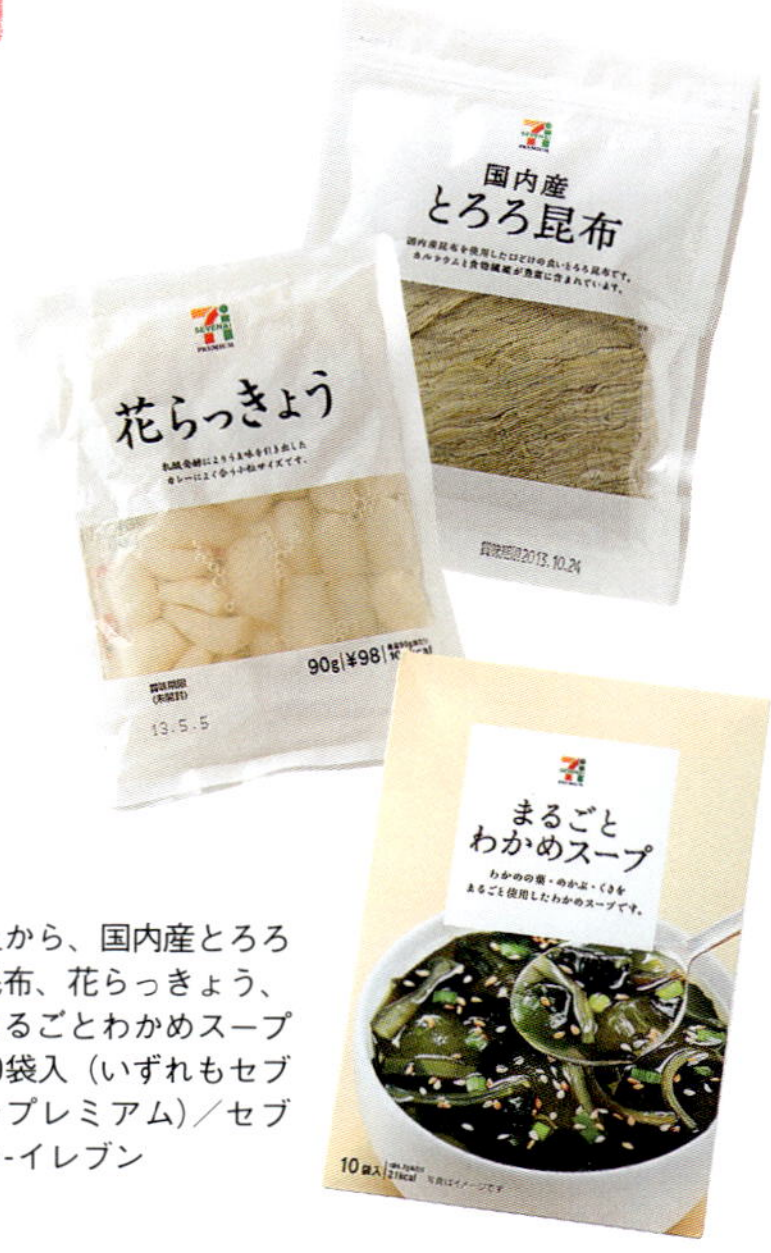

上から、国内産とろろ昆布、花らっきょう、まるごとわかめスープ10袋入（いずれもセブンプレミアム）／セブン-イレブン

プラス潤滑油で、腸の仕事を応援。オリーブオイルがおすすめ

油脂は、便の潤滑油となるので、適量とると、便がラクに出ます。ただ、酸化した油脂やトランス脂肪酸は控えましょう。空気に長くふれたり加熱されて酸化した油脂は、体内で過酸化脂質となり、悪玉コレステロールをふやし、腸内環境にも自律神経の働きにもマイナスです。マーガリンやショートニング、加工油脂に含まれているトランス脂肪酸も、過酸化脂質と同じ作用をします。

おすすめはオリーブオイルです。酸化されにくいオレイン酸が多いので、過酸化脂質が発生しにくく、ポリフェノールなどの抗酸化物質も含まれており、悪玉コレステロールを減らす作用もあるとされています。コンビニでも手に入るエキストラバージンオリーブオイルなら、少量でも香りが高く、ダイエット中にも安心です。

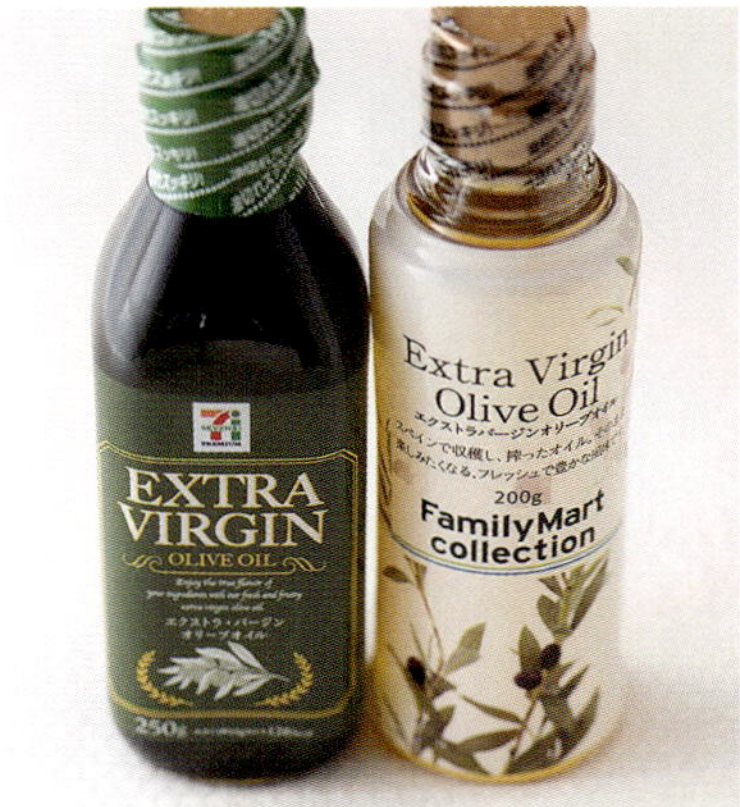

左はEXバージンオリーブオイル（セブンプレミアム）／セブン-イレブン　右はエクストラバージンオリーブオイル（ファミリーマートコレクション）／ファミリーマート

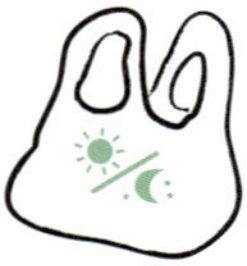

自律神経を元気にする 良質タンパク質、抗酸化成分、ビタミン・ミネラルを手軽に補給しよう

ゆでたまご
（ファミリーマート
コレクション）
／ファミリーマート

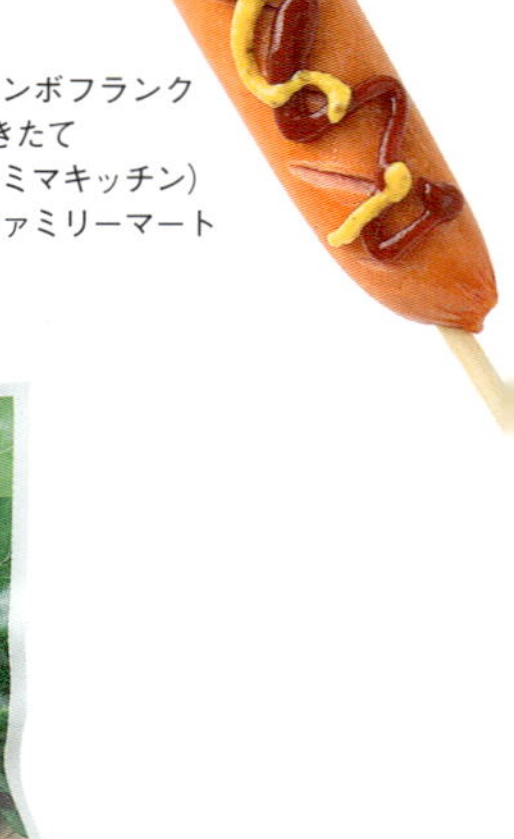

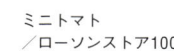

ジャンボフランク
（できたて
ファミマキッチン）
／ファミリーマート

ミニトマト
／ローソンストア100

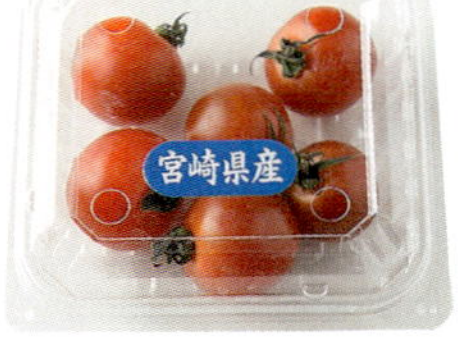

カットほうれん草〈冷凍〉
（セブンプレミアム）
／セブン-イレブン

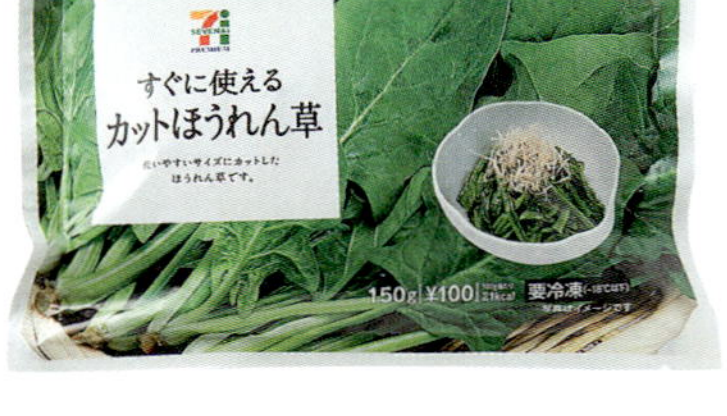

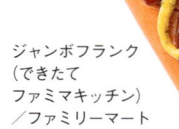

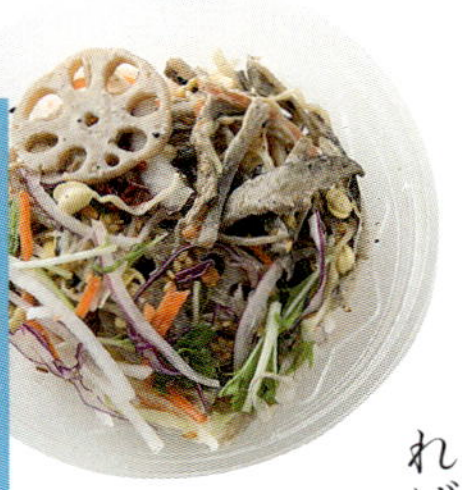

根菜きんぴらの
柚子胡椒風味和サラダ／
ローソン

神経の材料、良質タンパク質は、油の酸化を防ぐ抗酸化成分といっしょに

自律神経の原料はタンパク質です。なかでも積極的にとりたいのは、肉や魚、卵などの動物性食品に豊富な良質タンパク質です。コンビニなら、鶏のから揚げやソーセージ、ゆで卵などで手軽に補給できます。

ただ、動物性食品には脂肪がつきものです。その脂肪が血液中で酸化しないよう、**油脂の酸化を防ぐ抗酸化成分**をいっしょにとりましょう。

抗酸化成分は野菜や果物に豊富です。抗酸化ビタミンのβ-カロテン、CやE、色素やアク成分に含まれるアントシアニンやポリフェノールなどです。

コンビニで青菜のあえ物やミニトマトを購入したり、冷凍カット野菜を活用すれば手軽です。デザートには、バナナや冷凍ブルーベリーなどをどうぞ。

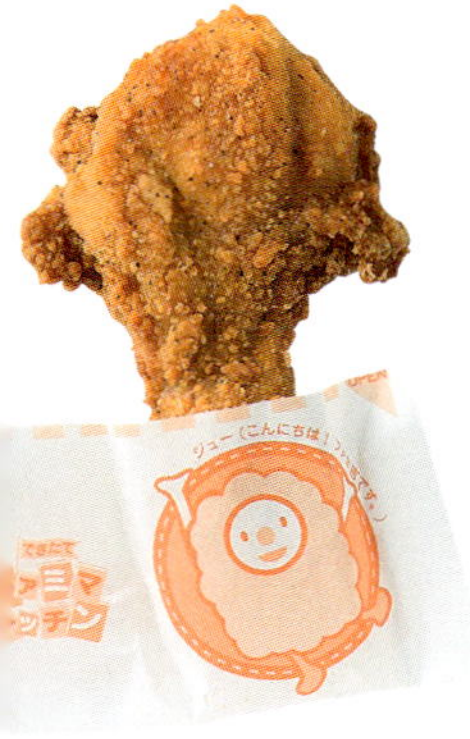

フライドチキン
（できたてファミマキッチン）／
ファミリーマート

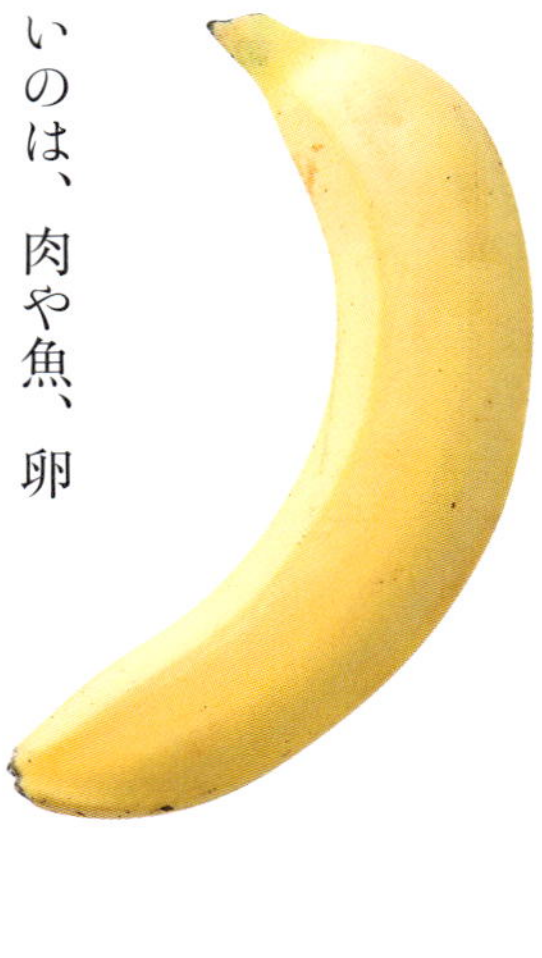

交感神経の興奮を抑える ビタミンやミネラルをとる

ストレスの多い現代人にとって、自律神経のバランスをよくする秘策は、交感神経を抑える栄養素をとることです。

筆頭は**カルシウム**です。カルシウムは骨の主成分ですが、神経にも含まれていて、興奮を抑える働きをしています。**マグネシウム**も神経を安定させてくれます。

ビタミンB群も、神経の安定に欠かせません。特にビタミンB_6は、刺激を抑制する神経伝達物質の生成にかかわっており、神経過敏や不眠を防ぎます。

カルシウムは乳製品、マグネシウムは大豆や大豆製品、雑穀、海藻など、和の食材で補給できます。ビタミンB_6は、青背魚に豊富です。魚料理や和食材も、コンビニのお惣菜パックを利用すれば手軽にとれます。

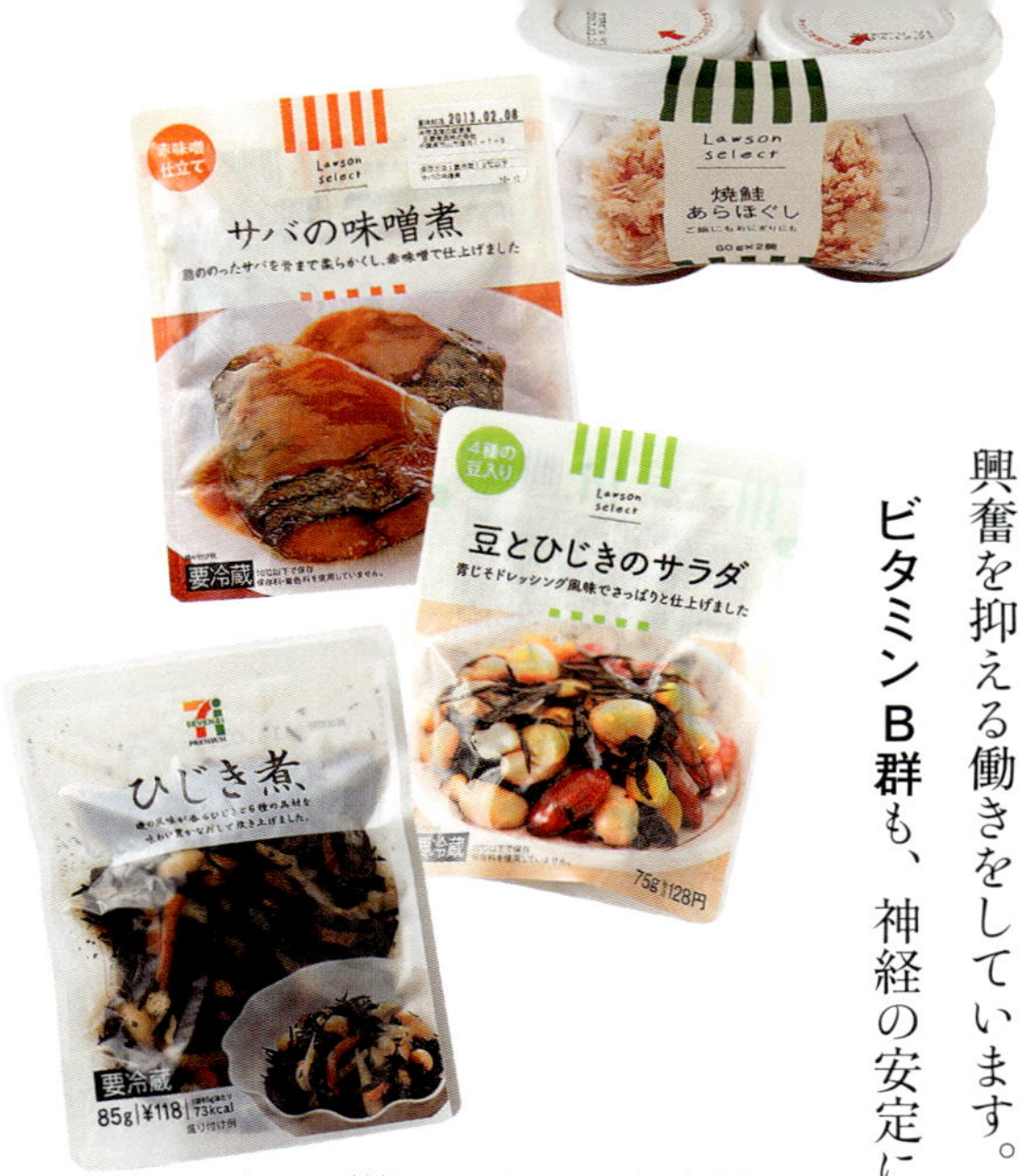

上から、焼鮭あらほぐし、サバの味噌煮、豆とひじきのサラダ（いずれもローソンセレクト）／ローソン　ひじき煮（セブンプレミアム）／セブン-イレブン

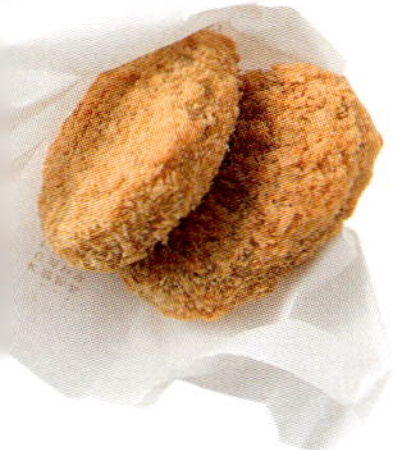

牛肉コロッケ（できたてファミマキッチン）／ファミリーマート

コンビニの温かい飲み物や食事で副交感神経を高める

温かいものは胃腸の血流を促し、副交感神経を活性化して、気持ちまでホッとさせてくれます。コンビニにはおでんや揚げ物など、できたての温かいメニューがあるうえ、お弁当も温めてくれます。温かい飲み物や汁物もそろっています。

夏、冷たいメニューを楽しみたいときは、**酢をプラス**するとよいでしょう。酸味をとると、胃腸が排泄反射を起こし、副交感神経が活性化するからです。冷やし中華、冷製パスタ、冷や汁などのうまみ増進役としても、酢は効果的です。

ともに副交感神経を高める酢とオリーブオイルは、小さなマイボトルに移しかえて職場に常備しておきましょう。ランチにひと振りで、自律神経がととのい、午後を元気よく過ごせます。

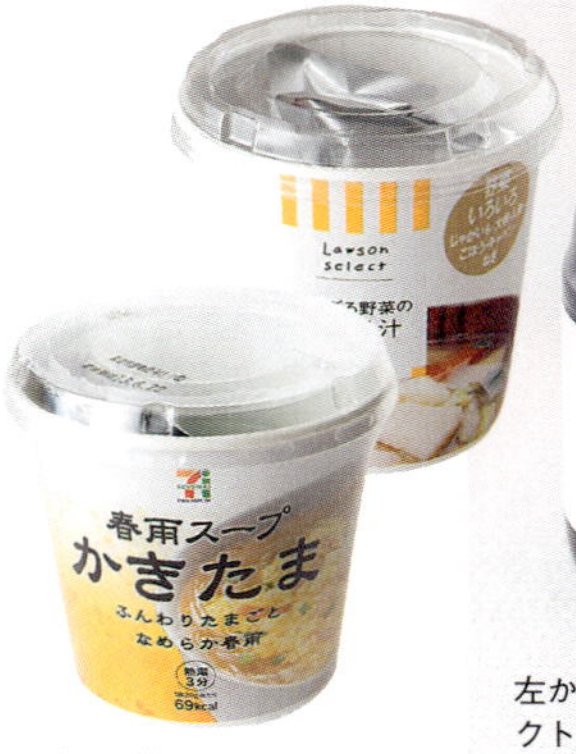

上から、ごろごろ野菜のおみそ汁（ローソンセレクト）／ローソン　春雨スープ かきたま（セブンプレミアム）／セブン-イレブン

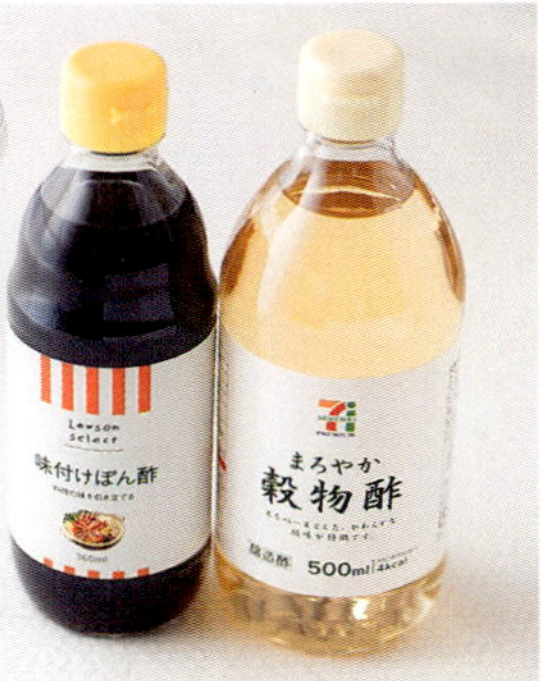

左から、味付けぽん酢（ローソンセレクト）／ローソン　まろやか穀物酢（セブンプレミアム）／セブン-イレブン

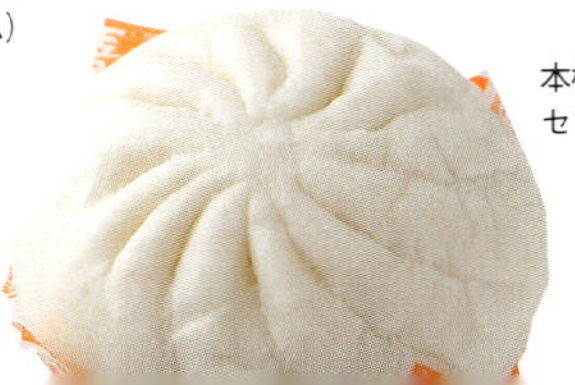

本格ジューシー肉まん／セブン-イレブン

おでん、ヨーグルト、野菜、お惣菜などコンビニには自律神経を活発にする健康食材が満載！

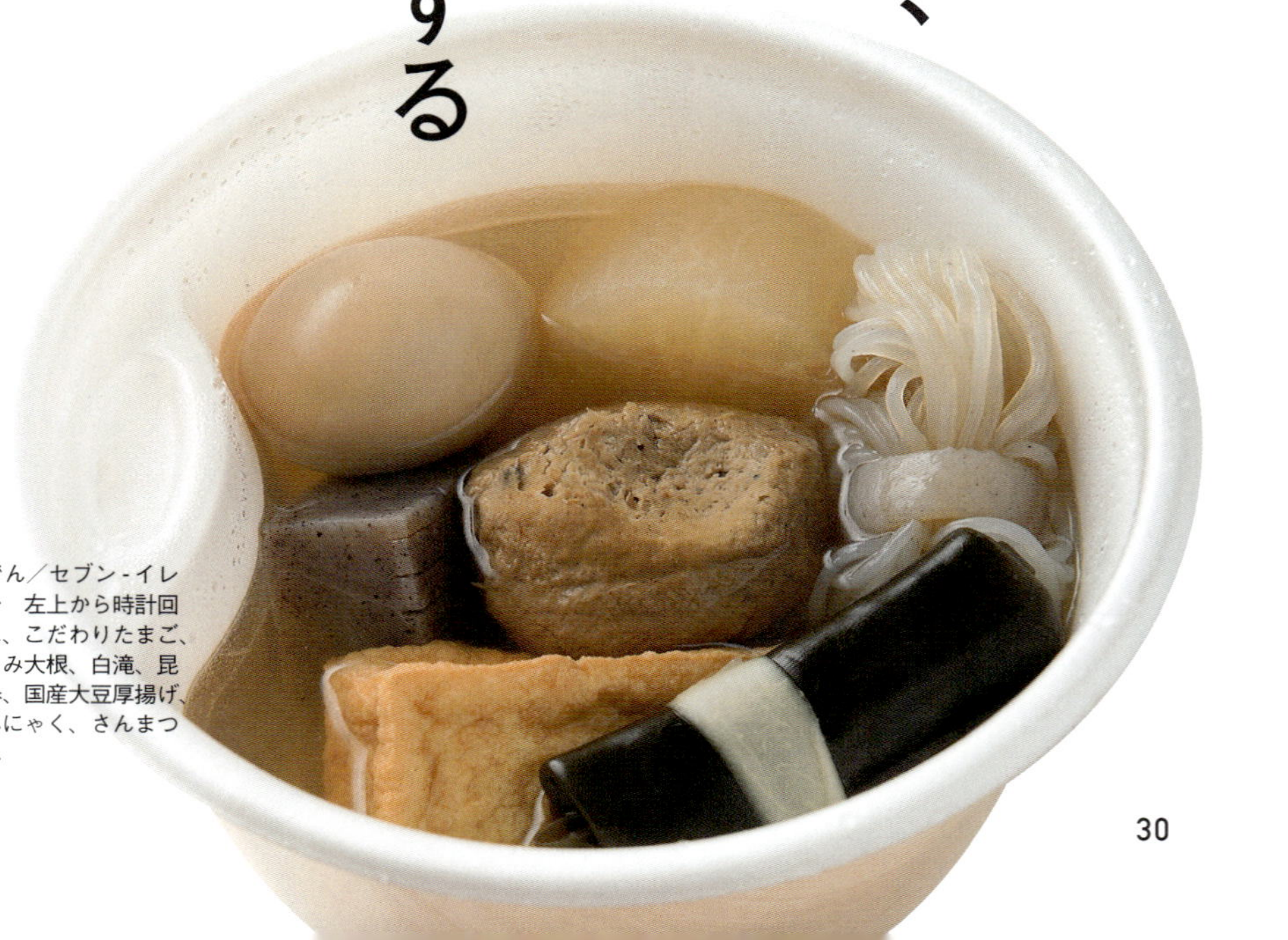

おでん／セブン‐イレブン　左上から時計回りに、こだわりたまご、味しみ大根、白滝、昆布巻、国産大豆厚揚げ、こんにゃく、さんまつみれ

おでんとレトルト惣菜は、コンビニ自慢の優秀な健康食材

コンビニならではの健康食品といってよいのが、おでんです。温かい汁をたっぷり吸った大根やこんにゃくなどのタネは、**おなかの中まで温めてくれるうえ、食物繊維豊富な食材が多く、ボリューム感があるわりに低カロリー**です。

レトルト惣菜も、手作りにまさると評判です。**青背魚、ごぼうやれんこん、切り干し大根にひじきや昆布、豆**など、自律神経と腸内環境をととのえるために積極的にとりたい食材ばかりです。

味が濃い煮物には生野菜を加えるなど、本書では自分好みに調整する知恵も紹介しているので、参考にしてじょうずに利用してください。

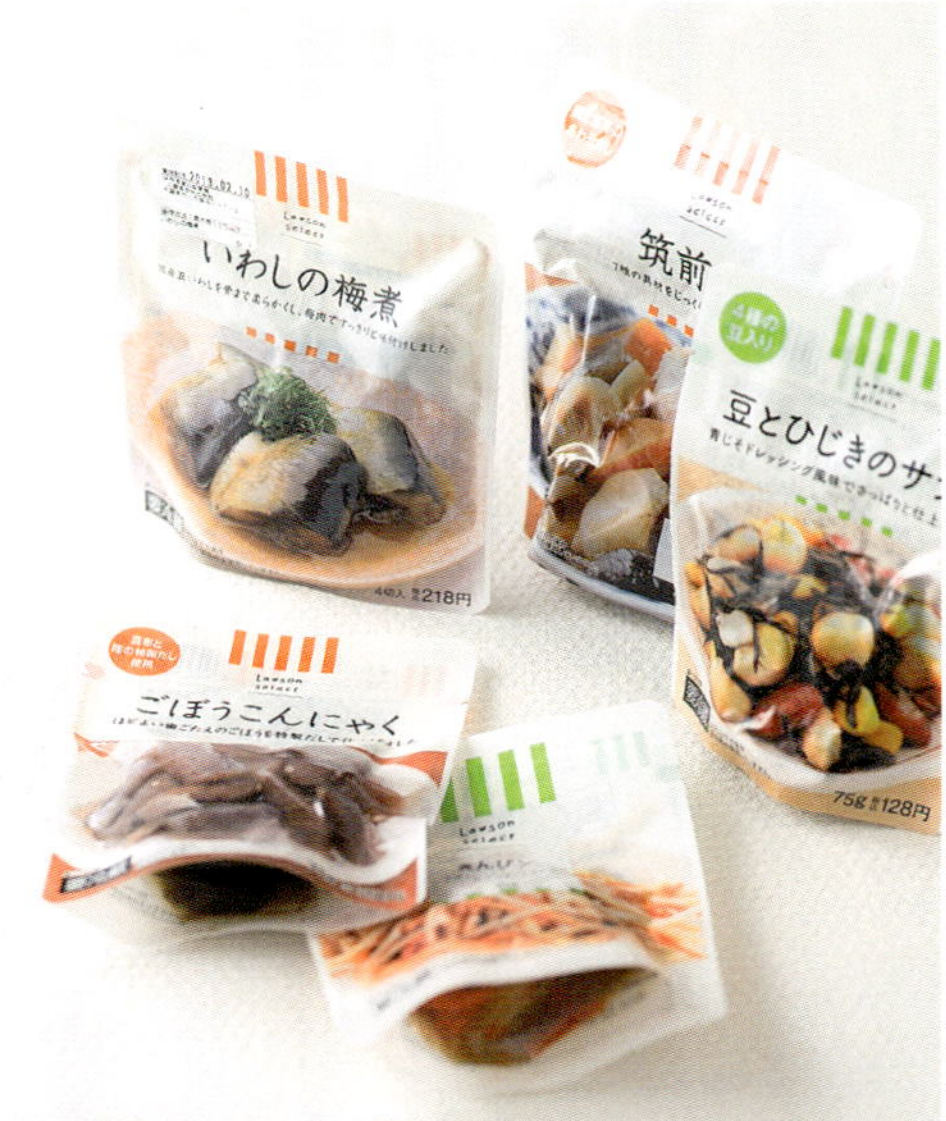

後列左から、いわしの梅煮、筑前煮、豆とひじきのサラダ、前列左から、ごぼうこんにゃく、きんぴらごぼう（いずれもローソンセレクト）／ローソン

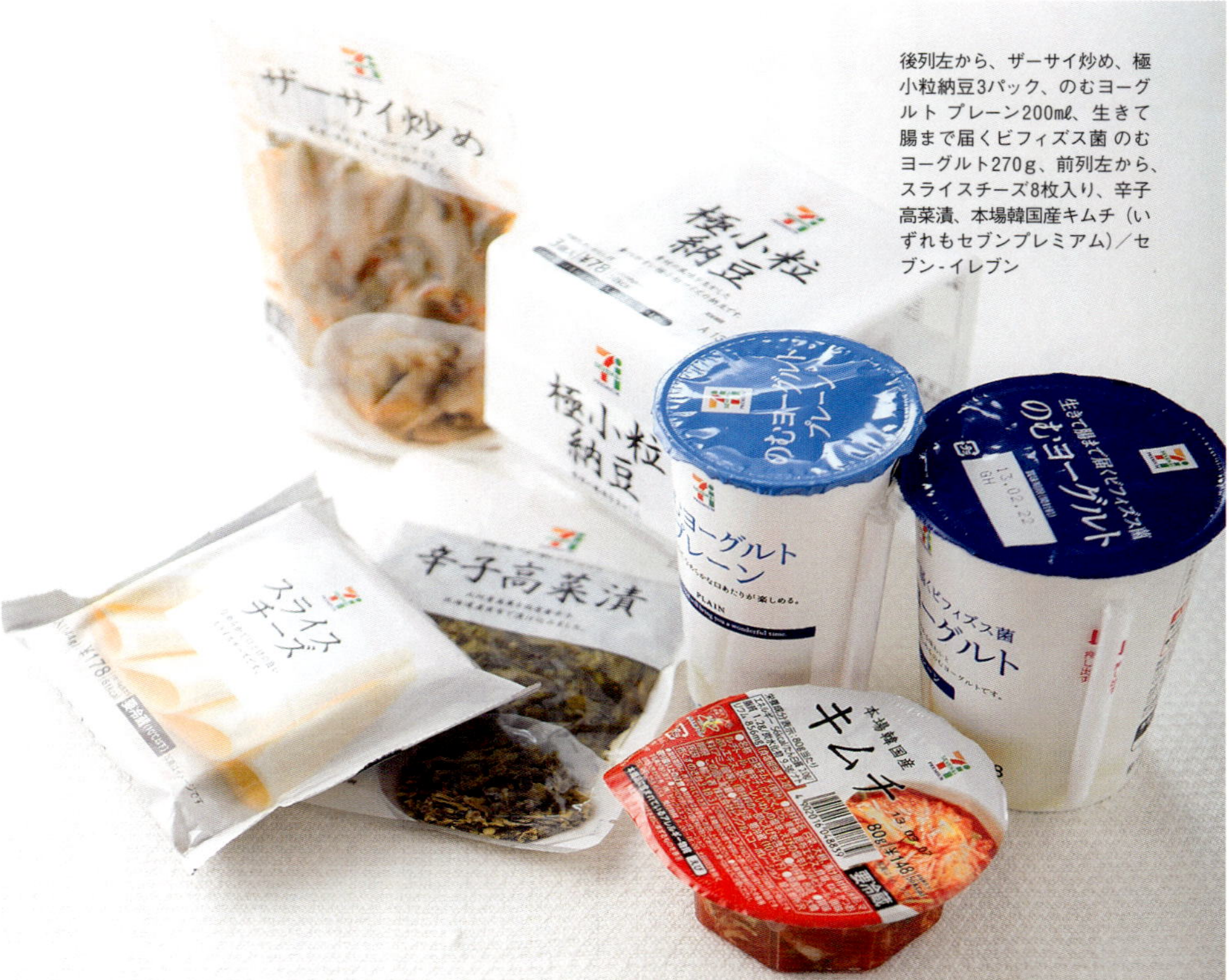

後列左から、ザーサイ炒め、極小粒納豆3パック、のむヨーグルト プレーン200㎖、生きて腸まで届くビフィズス菌 のむヨーグルト270g、前列左から、スライスチーズ8枚入り、辛子高菜漬、本場韓国産キムチ（いずれもセブンプレミアム）／セブン-イレブン

ヨーグルトやチーズ、納豆…さまざまな発酵食品が豊富

腸内環境をととのえるために欠かせないのが、ヨーグルトなど乳酸菌を含む発酵乳製品や、さまざまな発酵菌を含む発酵食品です。

ヨーグルトは、コンビニでは1人用カップが豊富にそろっています。味もさまざまあり、飽きずに食べ続けることができます。

発酵食品もそろっています。どのコンビニにもあるのは、納豆、チーズ、キムチ。高菜漬けやぬか漬けなどの保存漬けを扱うコンビニもあります。

肉まんなど、その場でも食べられるホットデリで心もホットに

温かいものを食べたい。野菜もとりたい。でも、外食店に入る時間はない。そんなときにも選べるメニューが、コンビニにはずらりそろっています。

おでんや中華まんはもちろんですが、それらがない季節も、揚げ物やグリルなどの**ホットデリ**がずらり。お弁当だけでなく、パスタやグラタン、シチューなど、**温め可能なメニュー**が豊富にそろっています。冷たいおにぎりやすしも、カップみそ汁やスープに湯を注いで添えれば、ほかほかメニューに早変わりです。

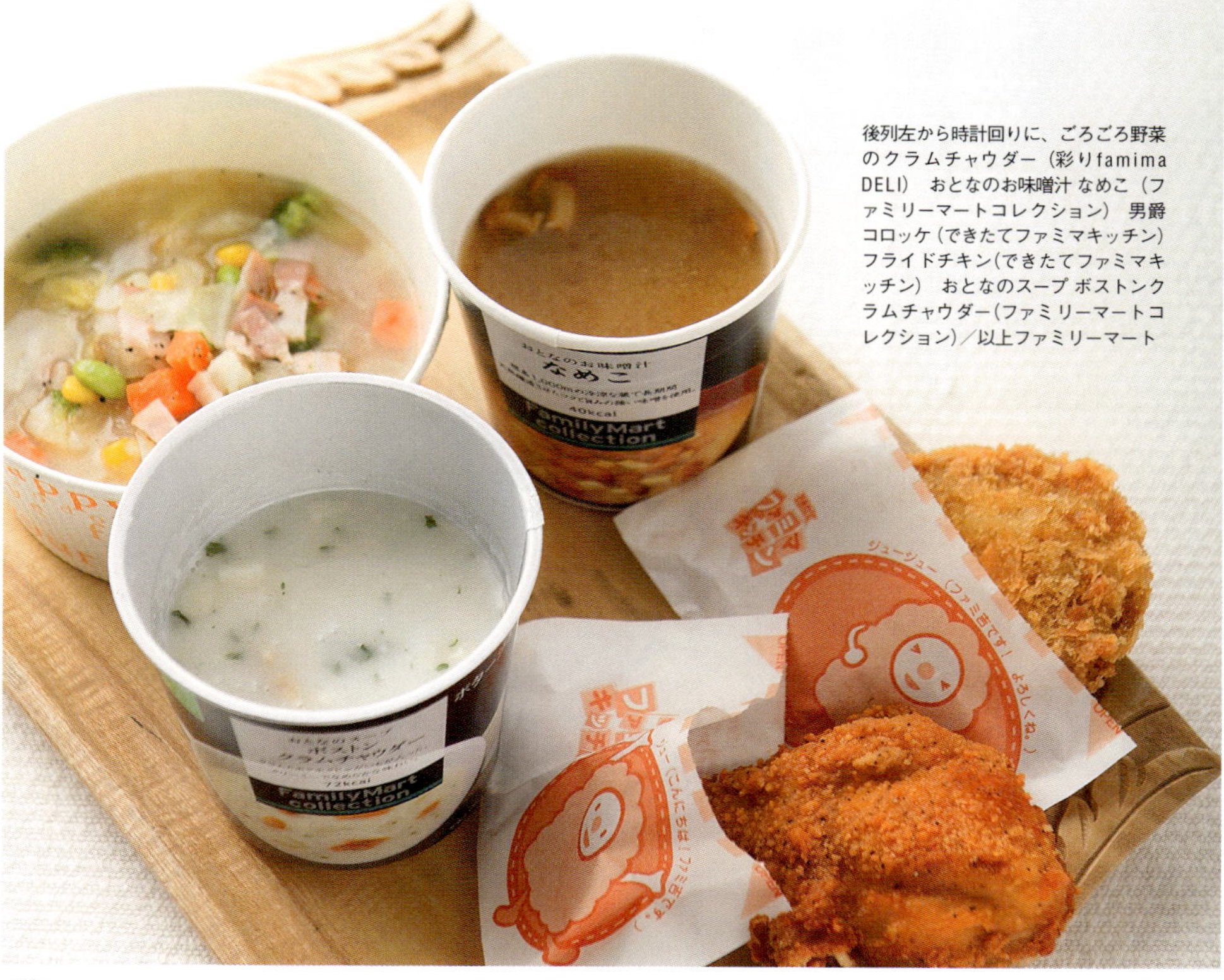

後列左から時計回りに、ごろごろ野菜のクラムチャウダー（彩りfamima DELI） おとなのお味噌汁 なめこ（ファミリーマートコレクション） 男爵コロッケ（できたてファミマキッチン） フライドチキン（できたてファミマキッチン） おとなのスープ ボストンクラムチャウダー（ファミリーマートコレクション）／以上ファミリーマート

面倒くさくない!!
手軽に使えるカット野菜がいっぱい

野菜料理は、洗って、皮をむき、刻む、という下ごしらえが面倒で、つい避けがちです。小人数だと、野菜をまるごと買っても傷んでしまう、一度に何種類も買えない、という悩みもあります。

そんな悩みを一気に解決してくれるのが、コンビニの**カット野菜**です。キャベツ、もやしなど単品もあれば、サラダやいため物などの用途別に3～5種類の野菜をミックスした商品もあります。

野菜をバラ売りにしたり、地元野菜を扱うコンビニもあります。最寄りのコンビニに、ほしい野菜をリクエストしてみるのも手です。

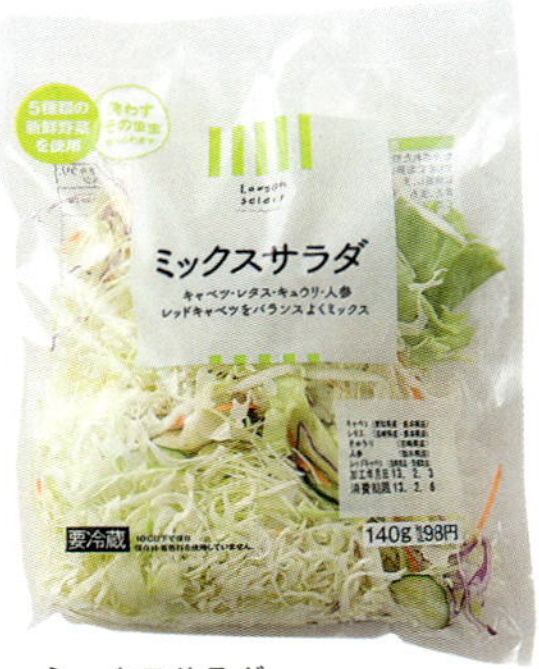

ミックスサラダ

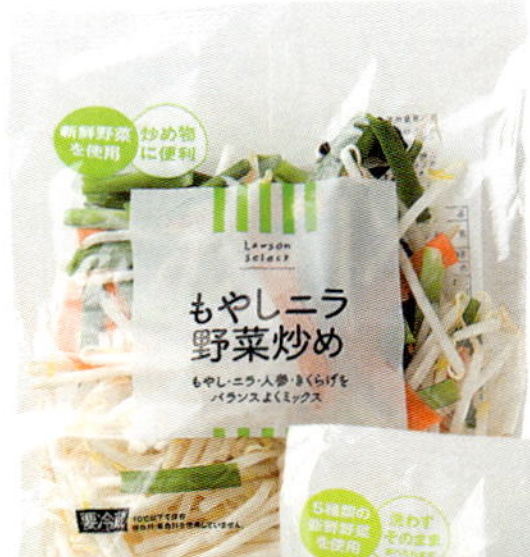

もやしニラ
野菜炒め

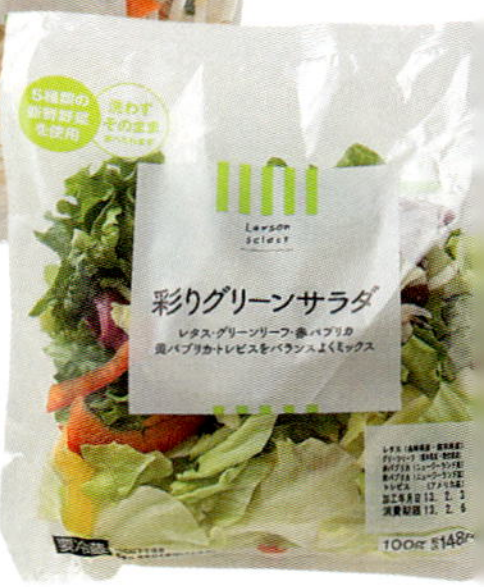

彩り
グリーンサラダ

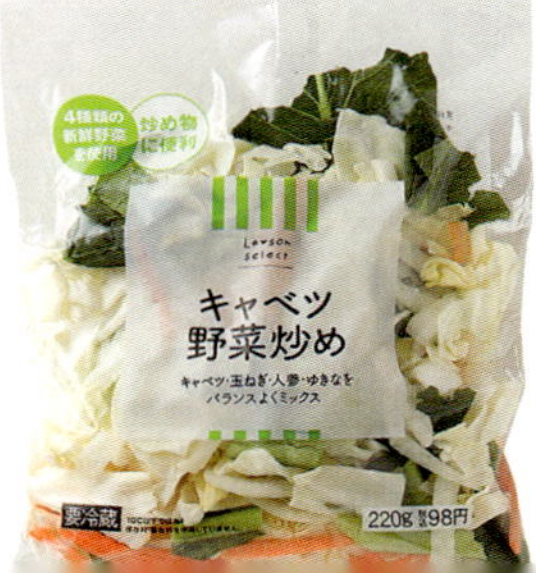

キャベツ
野菜炒め

／以上の商品は
ローソン
（ローソンセレクト）

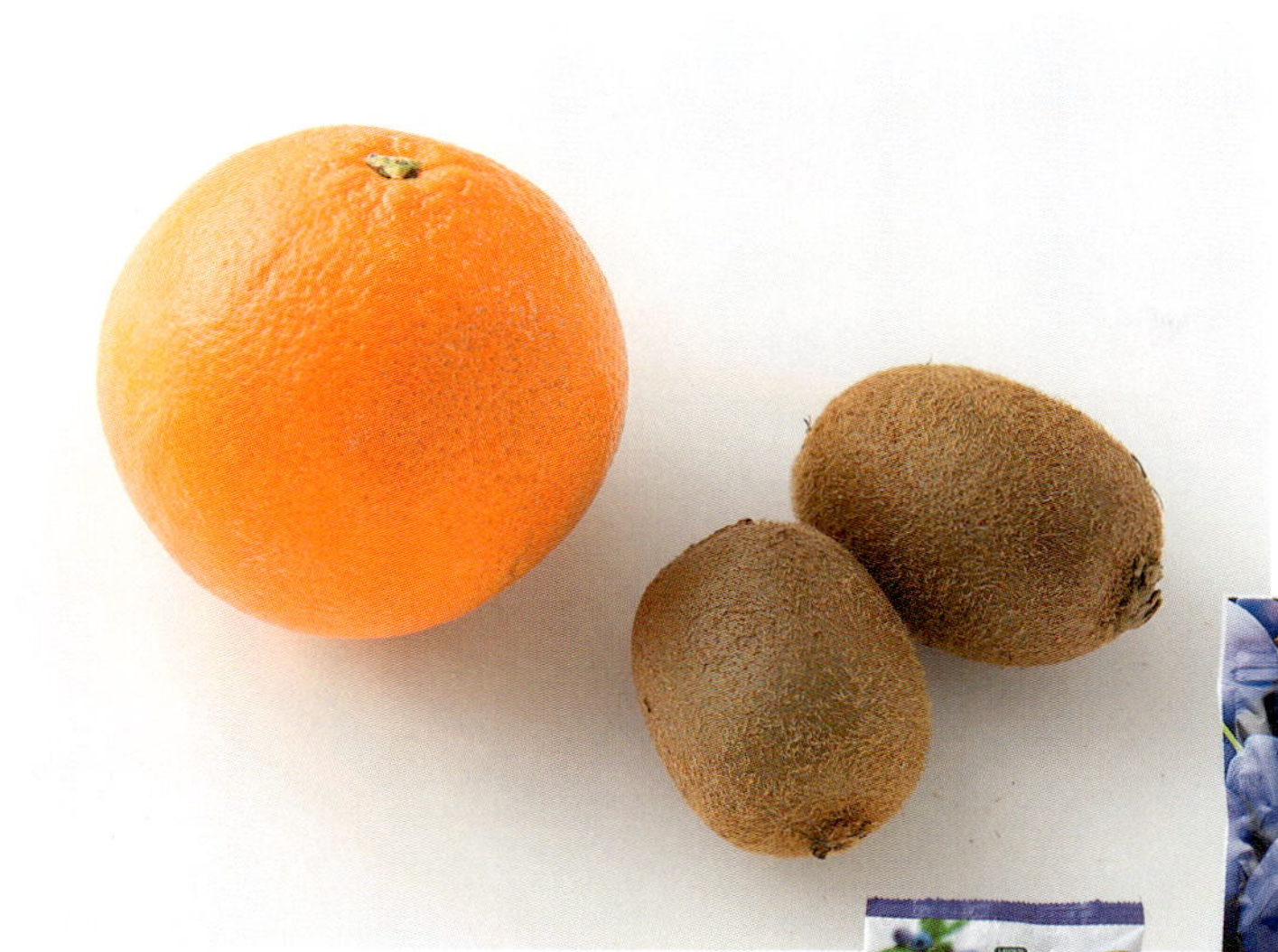

オレンジ、キウイ
／以上ローソンストア100

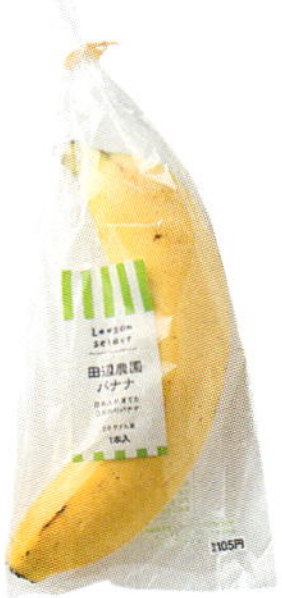

田辺農園バナナ
（ローソンセレクト）
／ローソン

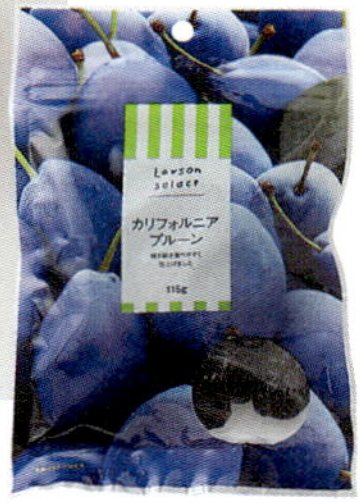

カリフォルニアプルーン
（ローソンセレクト）／ローソン

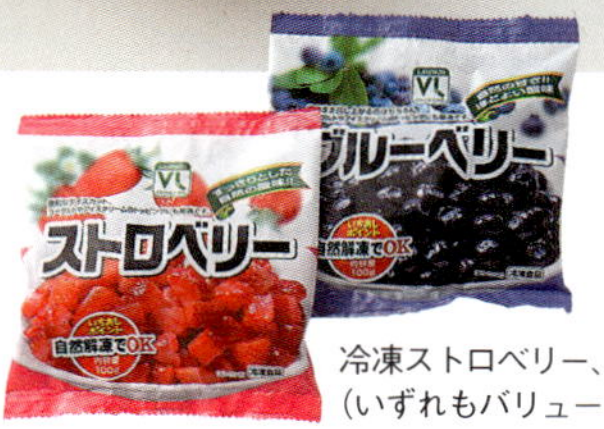

冷凍ストロベリー、冷凍ブルーベリー
（いずれもバリューライン）／ローソンストア100

美肌に欠かせない ビタミンC満点の果物が 1個から買える！

ビタミンCは抗酸化ビタミンのひとつ。コラーゲンの生成にも働くので、美肌ビタミンとしても欠かせません。そのビタミンCの最も手軽な供給源は果物です。でも、高い、傷みやすい、皮をむくのが面倒……などで敬遠しがちです。

コンビニでは、果物をバラ売りしており、いちごなどは小パックで売っています。2〜3種類組み合わせた**カットフルーツ**もあり、**冷凍フルーツやドライフルーツ**も小袋で買えます。こうした商品を利用すれば、職場でも、腸が喜ぶ最上の間食が楽しめます。

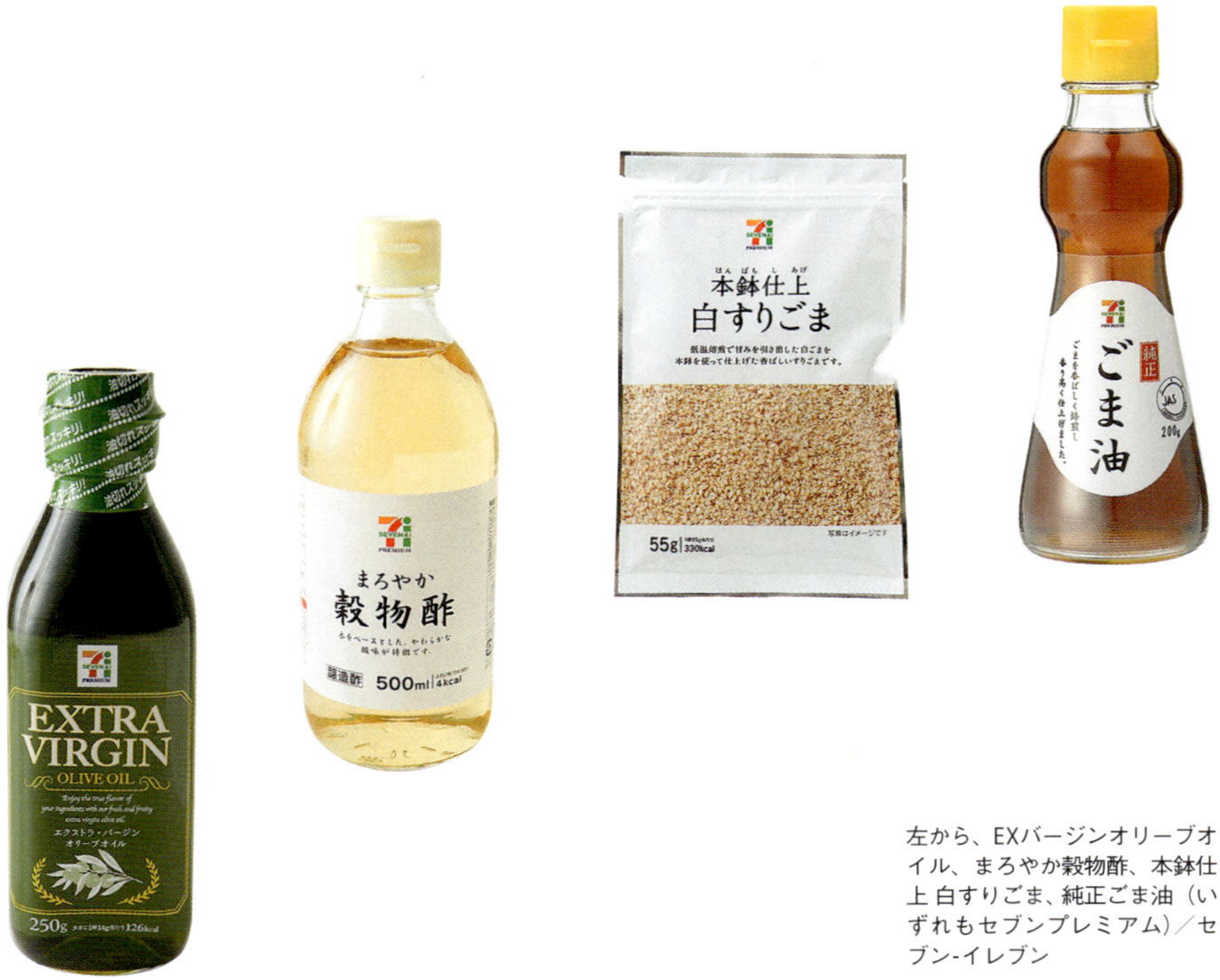

左から、EXバージンオリーブオイル、まろやか穀物酢、本鉢仕上 白すりごま、純正ごま油（いずれもセブンプレミアム）／セブン-イレブン

オリーブオイル、酢、ごま油…自律神経と腸内環境をととのえる調味料たち

便通をよくして腸内環境をととのえる**オリーブオイル**も、副交感神経を元気にする手伝いをしてくれる**酢**も、コンビニにはちゃんとあります。

便通をよくするには、**ごま油**も有効です。サラダ油より酸化しにくいうえ、数滴でも香ばしい香りが楽しめて、中華や和風料理によく合います。サラダ、みそ汁、めんなどに振るだけで、香りもかみごたえも楽しめる**いりごまやすりごま**もおすすめ。どれもコンビニにそろっています。

コンビニがこだわって開発したヘルシーメニューに注目

コンビニ食材が消費者にとってうれしいのは、**食材と栄養成分値の表示**が徹底していること。お惣菜やデザートひとつに至るまで、確かめて購入できます。

健康への配慮をコンセプトにした店舗を展開しているコンビニもあります。ローソンによる「ナチュラルローソン」です。安心・安全はもちろん、「美しく健康で快適な」ライフスタイルをサポートしようと健康食材を積極的に使ったヘルシーメニューは、栄養にこだわりたいときにぴったりの品ぞろえです。

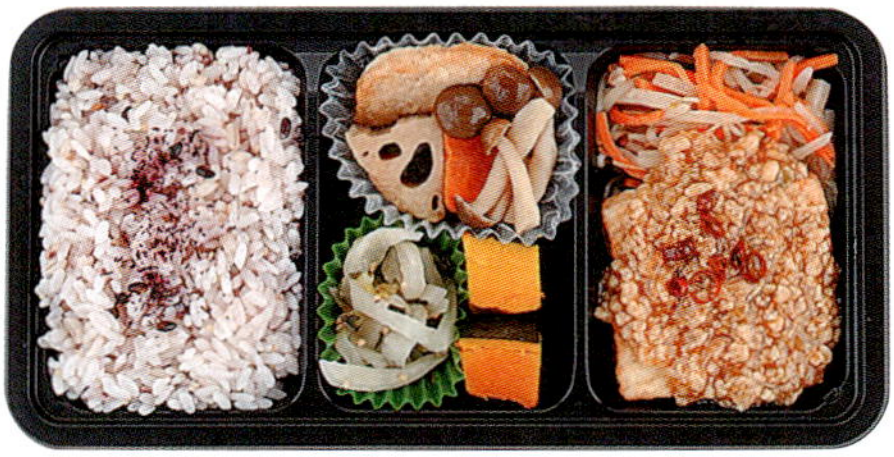
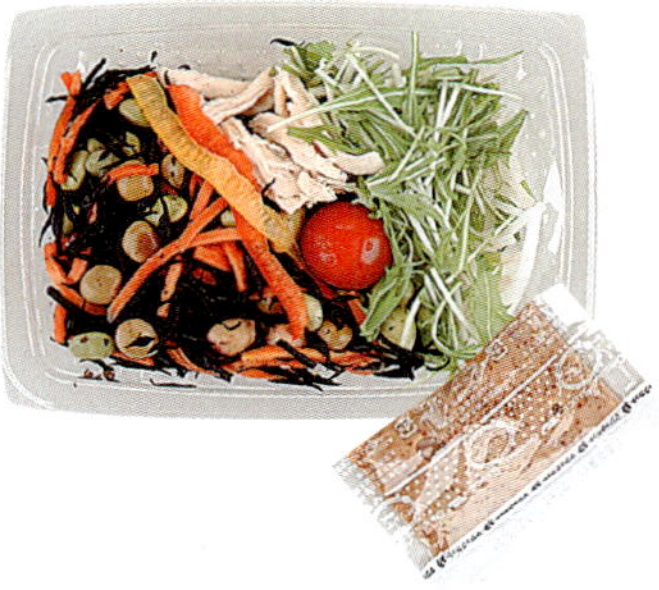
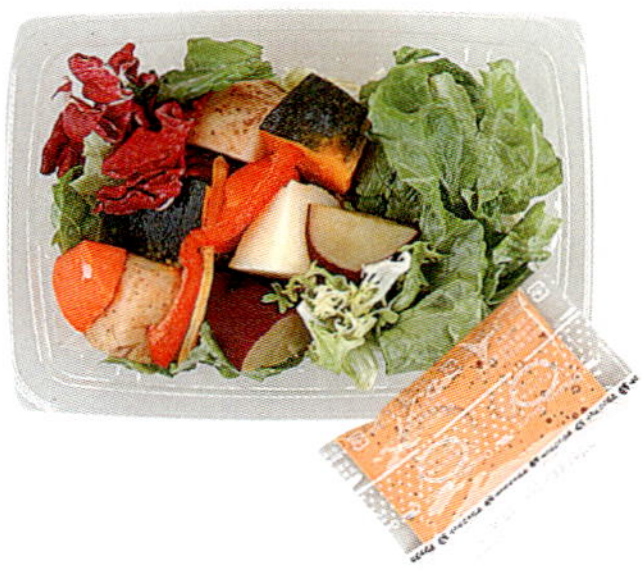
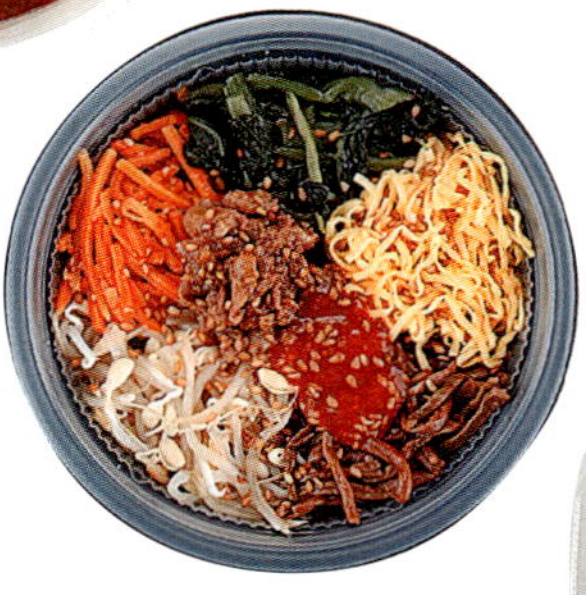
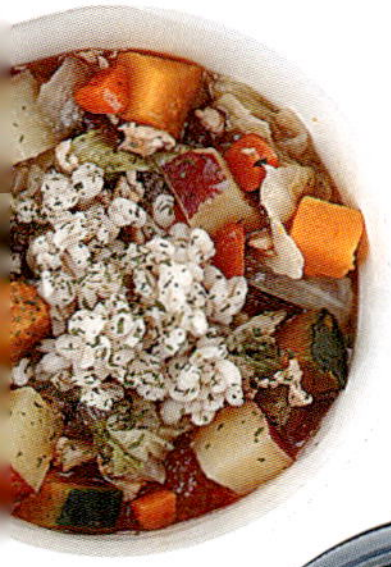

右上から時計回りに、管理栄養士が考えたお弁当 厚揚げそぼろあん、摂取サラダ 鉄、摂取サラダ 食物繊維、雑穀ごはんのビビンバ、10種具材のミネストローネ〈もち麦入り〉/以上ナチュラルローソン

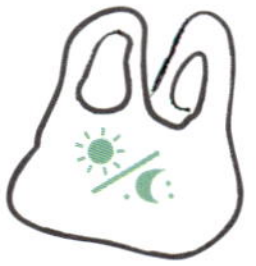

よくかんで
ゆっくり食べよう！
肥満を予防し
副交感神経活性化で
健康になれる！

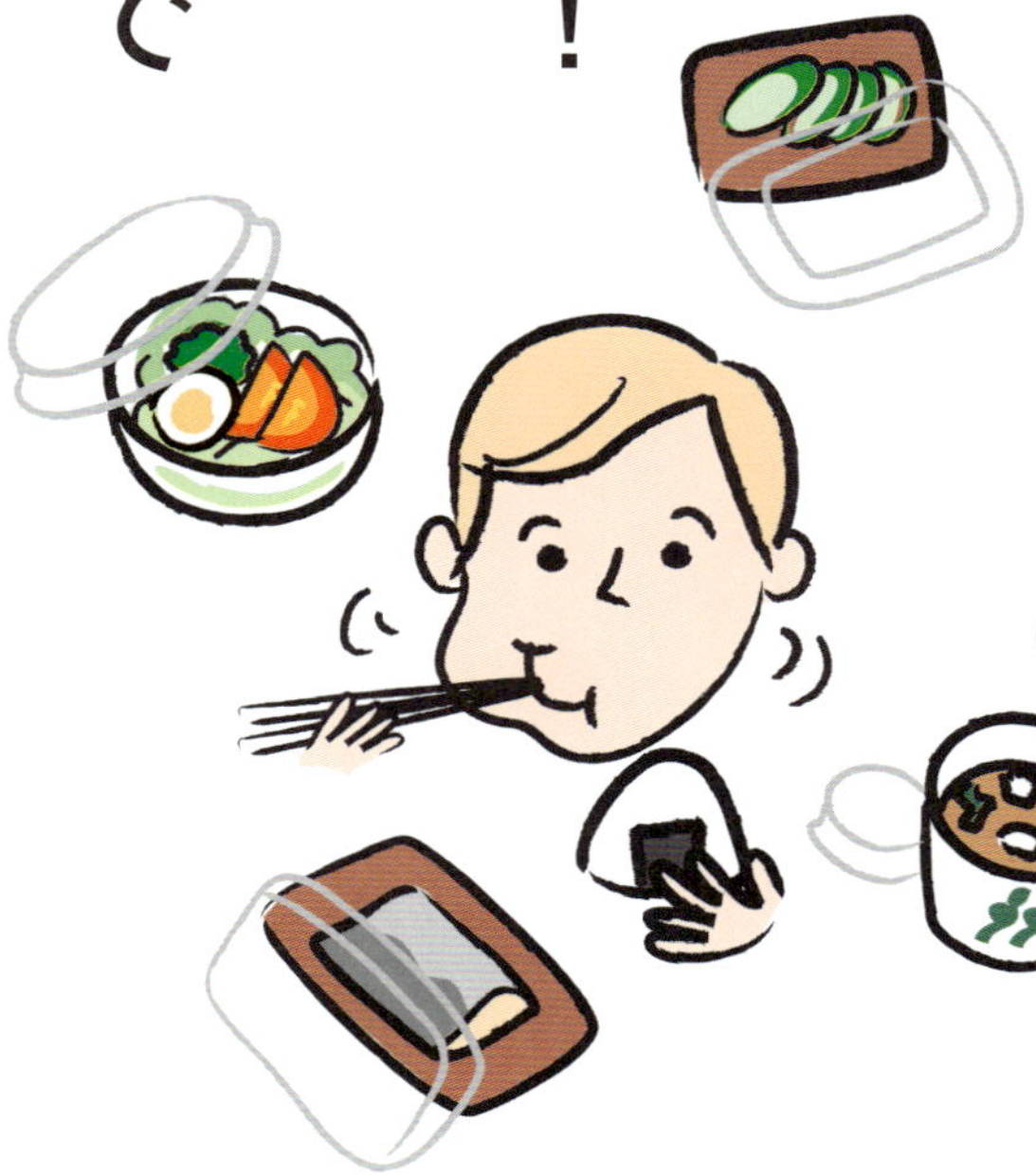

まず水分をとり、野菜料理から食べ始めれば、自然にゆっくり食べることができる

「早食い」は肥満のもと。早食いをすると、脳の満腹中枢が察知する前に食べすぎます。さらに、交感神経を過剰に興奮させるので副交感神経が低下し、消化・吸収が十分にできないため、余ったエネルギーが体脂肪になるからです。**ゆっくり食べるにはまず、水分をとる**ことです。胃腸に刺激を加えることで副交感神経が活性化し、交感神経の興奮を抑えてくれます。

食事は野菜料理から始めましょう。**野菜はかむ回数が多い**ので、**自然にゆっくり食べる**ことができます。しかも、カロリーが低いので血糖値の急上昇が抑えられ、その意味でも肥満予防になります。

肉や魚料理、ごはんも、ひと口ずつよくかんで飲み込んでから、次のひと口を運びましょう。そしゃくのリズムが副交感神経の働きを高めて活性化させ、交感神経の上昇を抑えてくれます。よくかむと顔の表情筋がよく動くので、**表情が豊かに**なる効果も期待できます。

コンビニ活用＋もっと健康法

副交感神経を活性化する呼吸法

自律神経を安定させるには、**ゆっくり、深い呼吸**が理想です。ゆっくり、深い呼吸をすると副交感神経が活性化され、血管が広がって血流がよくなります。

ゆっくり、深い呼吸法としておすすめするのが、「**1対2の呼吸**」です。「1で吸って、2で吐く」方法です。鼻から3～4秒間くらいかけて息を吸い、口をすぼめて、6～8秒間くらいかけて、できるだけゆっくり長く吐きます。

この呼吸法を1日に1回、3分間、行うと、浅くなりがちな呼吸がゆっくり深くなり、自律神経のバランスがととのっていきます。

ストレスやプレッシャーを強く感じたり、イライラしているときは、呼吸が浅く速くなっています。気づいたら、「1対2の呼吸」を行ってください。気持ちが落ち着いてきて、じょうずに切り抜けるアイディアが浮かんでくるでしょう。

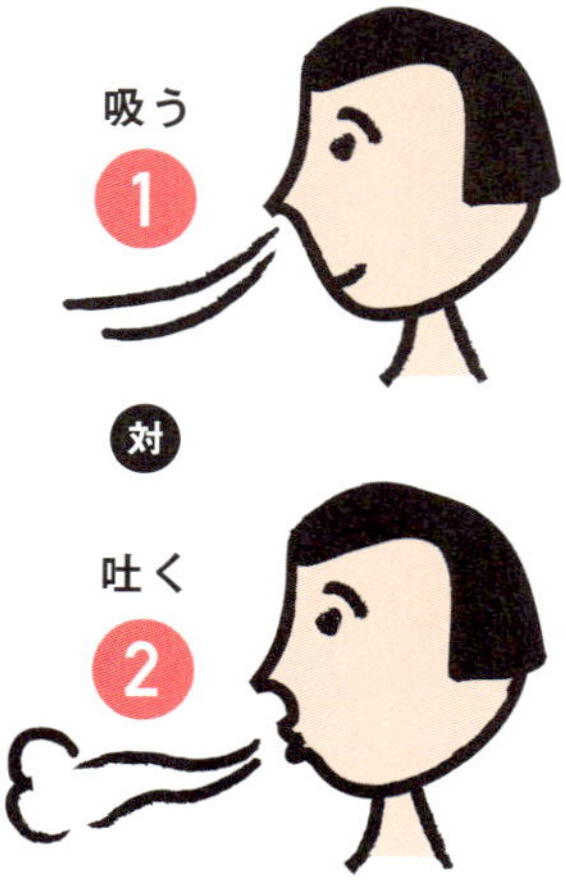

第2章

朝・昼・夕 コンビニの効率的活用術

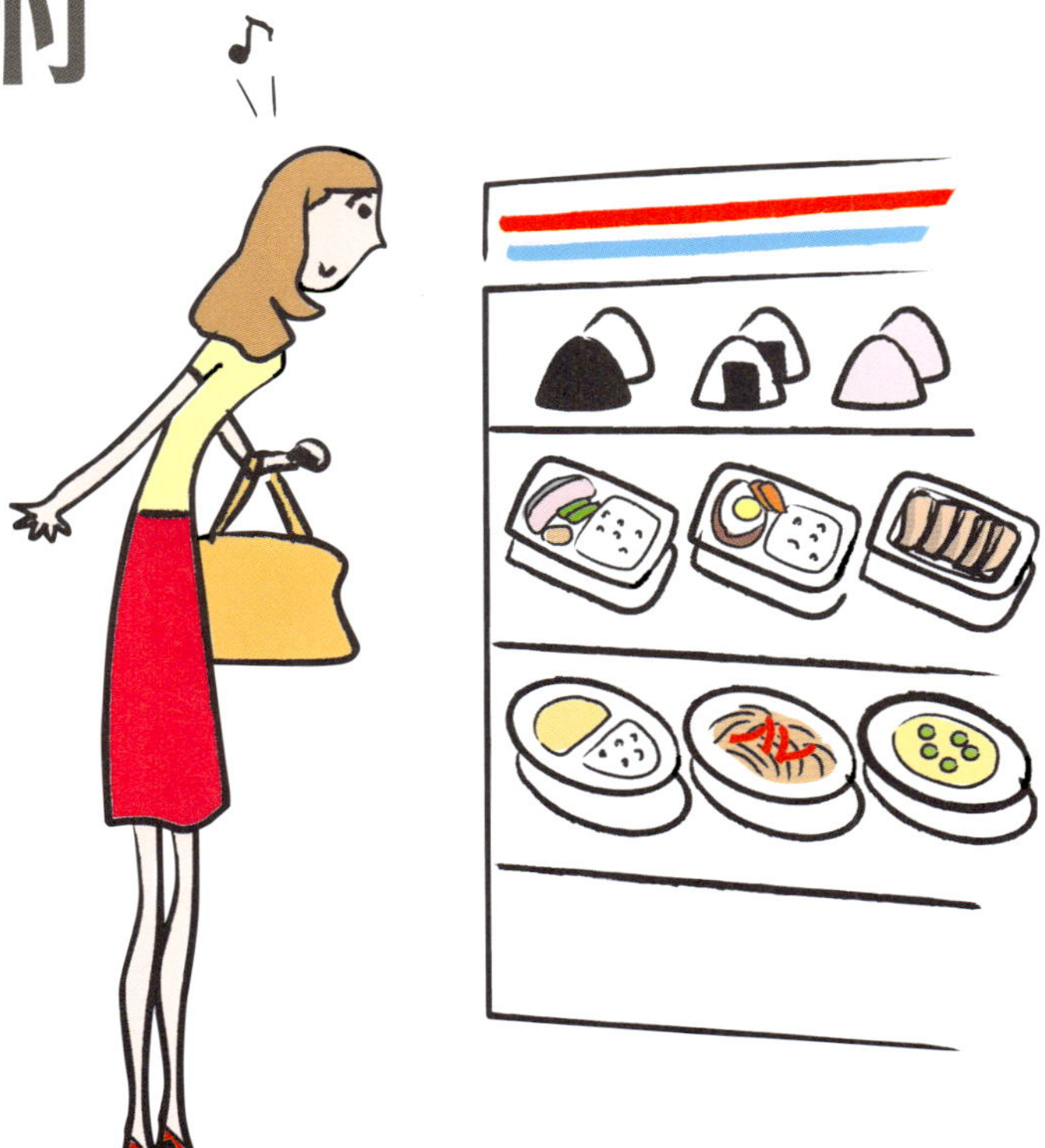

朝食に活用

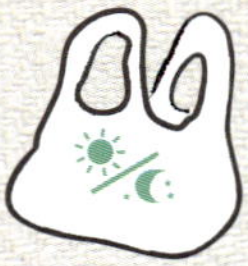

一日の成功の秘訣は
コンビニ朝食。
腸と自律神経がととのい、
気持ちよく
スタートできる！

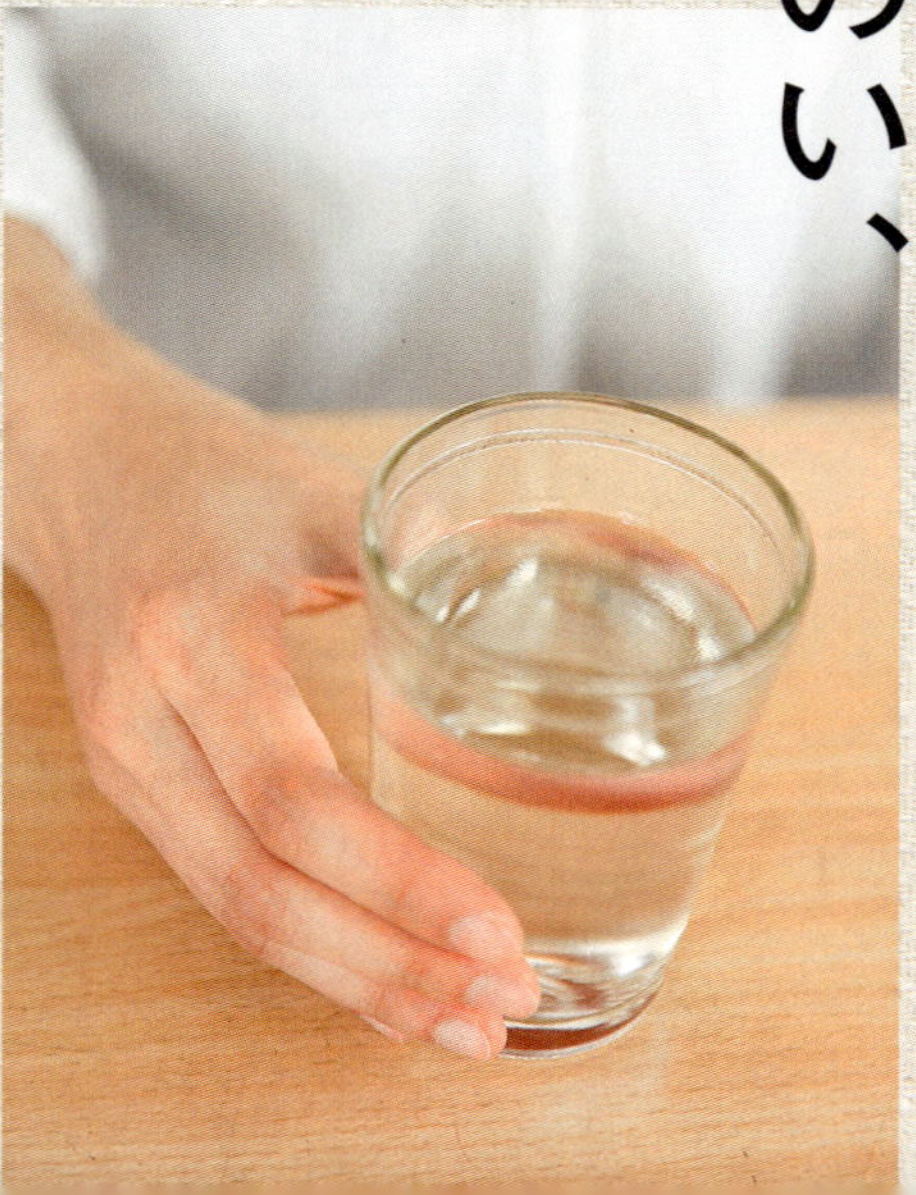

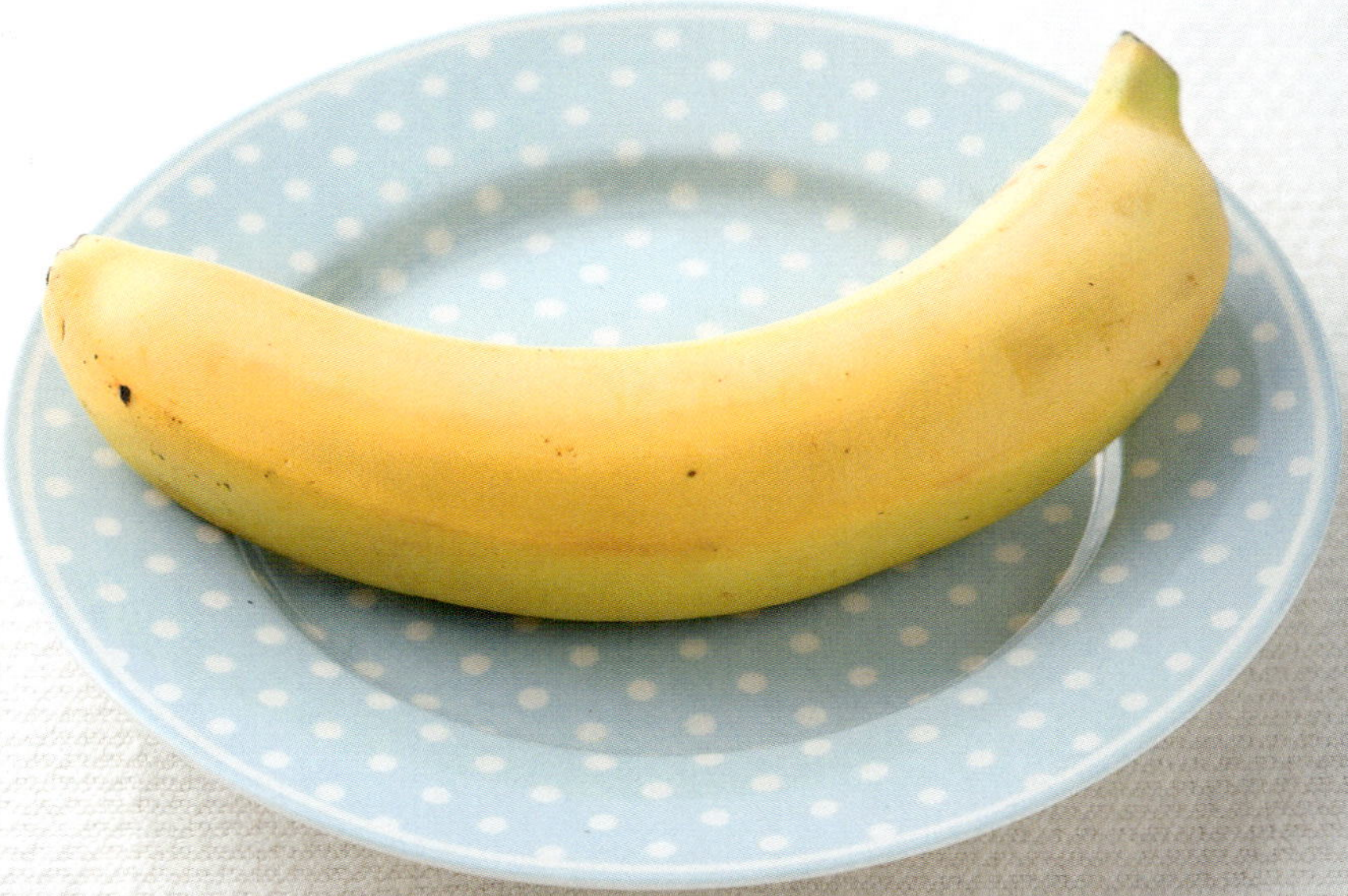

田辺農園バナナ
(ローソンセレクト)
／ローソン

起き抜けの水と、食べ物はバナナ1本でもOK

まず、起き抜けに**水をコップ1杯飲み**ましょう。空っぽの胃に水が入って重くなり、腸をやさしく起こしてくれます。腸のぜん動運動が活発になるので、便秘を解消する効果もあります。

おすすめの朝食は**バナナ**です。皮をむくだけでさっと食べられます。カロリーも十分、美容に有効なミネラルも含み、なにより**食物繊維が多いので、腸内環境をととのえるにはとても効果的**な食材です。

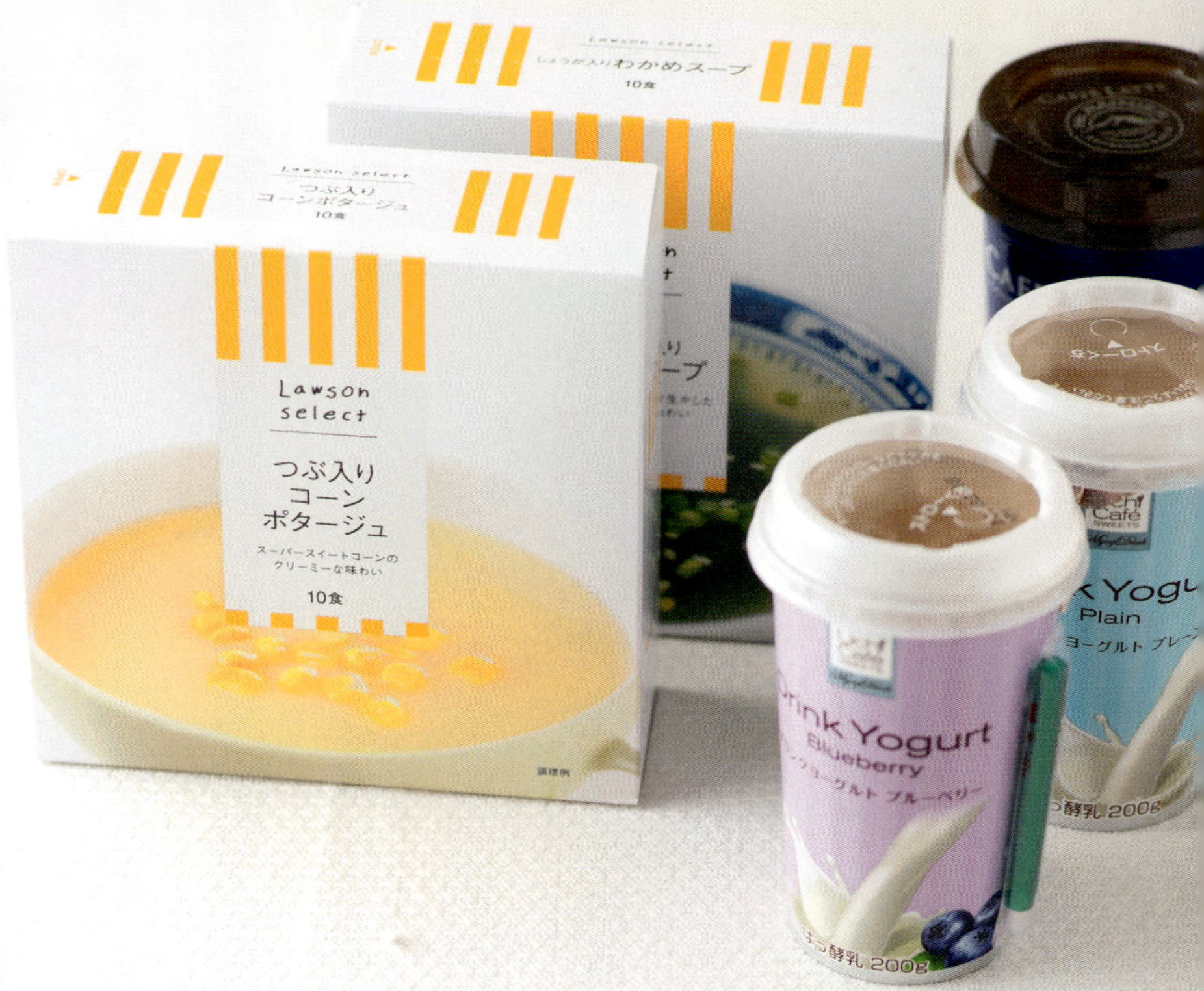

ヨーグルトやスープで腸を**ウォーミングアップ**

バナナを食べてまだ余裕があったら、飲み物を添えます。ヨーグルトが最適ですが、牛乳やスープ、青汁などでもOKです。

朝の元気が足りないときは、カフェイン飲料で後押ししてもらうのも手です。**カフェインは交感神経の働きを活性化**するので、眠けをとり、気力を高めてくれます。

左列手前から、
つぶ入りコーンポタージュ
(ローソンセレクト)
しょうが入りわかめスープ
(ローソンセレクト)
右列手前から、
ドリンクヨーグルト
ブルーベリー
(ウチカフェスイーツ
マイカップドリンク)
ドリンクヨーグルト プレーン
(ウチカフェスイーツ
マイカップドリンク)
／以上ローソン
カフェオレ
／参考商品

朝食は、軽めで少なめが大正解

カレーやピザなどヘビーなメニューは、活動し始めたばかりの朝の胃腸に、過重労働をさせることになります。**朝食は、胃腸のウォーミングアップ。**少なめ軽めに抑えましょう。主食を添えるなら、おにぎりかパン1個で十分です。

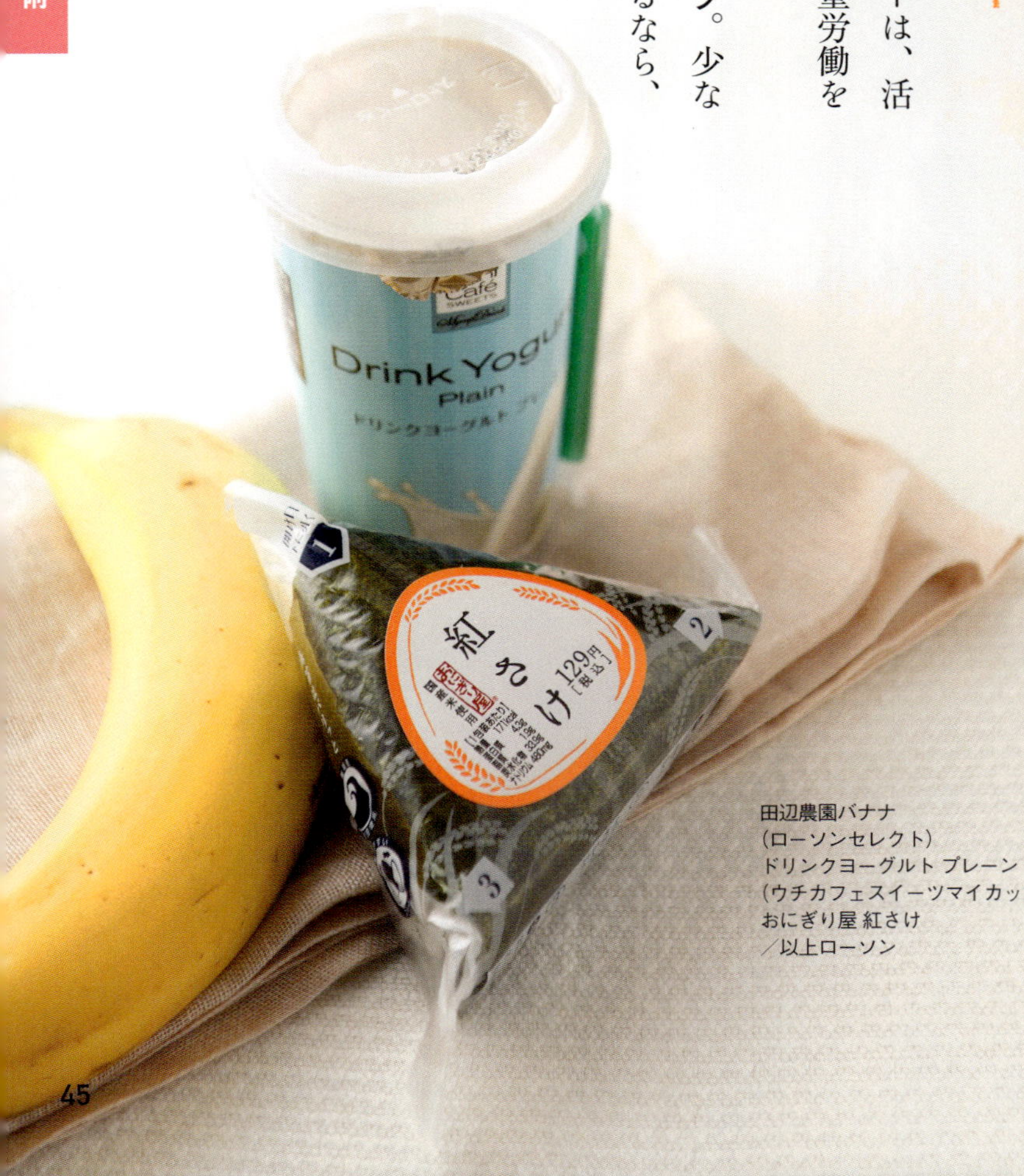

田辺農園バナナ
(ローソンセレクト)
ドリンクヨーグルト プレーン
(ウチカフェスイーツマイカップドリンク)
おにぎり屋 紅さけ
／以上ローソン

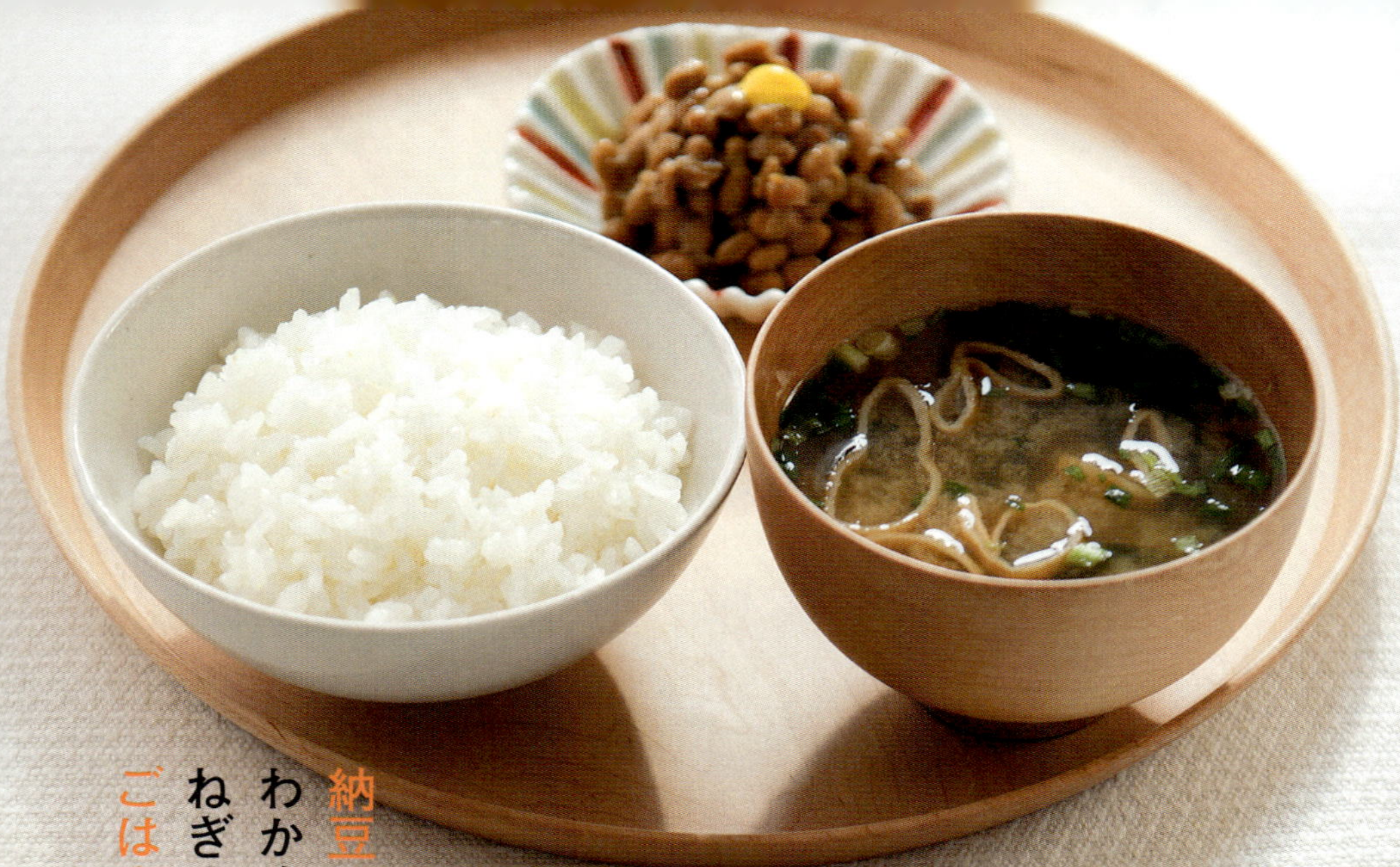

納豆
わかめと
ねぎのみそ汁
ごはん

和テイストの朝食なら
納豆&みその
発酵食品コンビ

家でとる朝食のおすすめは、和食なら、ごはんとみそ汁に、おかずは納豆がおすすめです。納豆とみそは、**交感神経を高める植物性タンパク質**を含む大豆と、腸内環境をととのえて**副交感神経を高める発酵菌**をあわせ持ち、朝のパフォーマンスを上げる名コンビです。

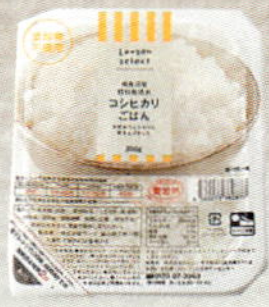

南魚沼産
コシヒカリごはん

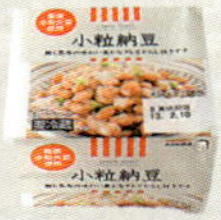

小粒納豆

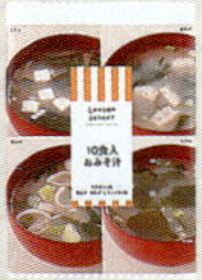

10食入おみそ汁

／以上の商品はローソン（ローソンセレクト）

洋テイストの朝食なら乳酸菌の宝庫、乳製品を主役に

洋風朝食の主役はぜひ乳製品に。チーズは、ヨーグルトと同じく、**良質な動物性タンパク質と乳酸菌の宝庫**。交感神経の興奮を抑える**カルシウム**も豊富です。

チーズトーストに、牛乳たっぷりのコーンスープを添えて、抗酸化ビタミン豊富なトマトを添えれば、自律神経の調整は万全です。

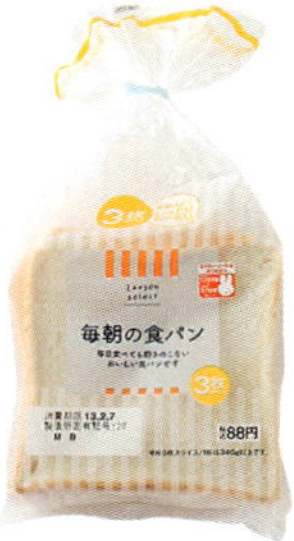

毎朝の食パン

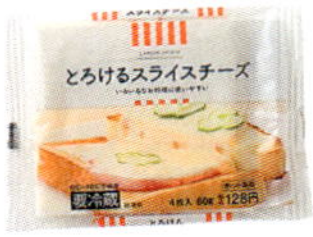

とろけるスライスチーズ

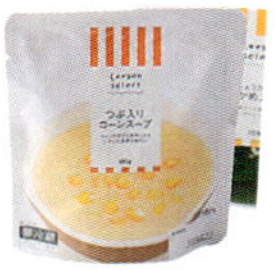

つぶ入りコーンスープ

／以上の商品はローソン（ローソンセレクト）

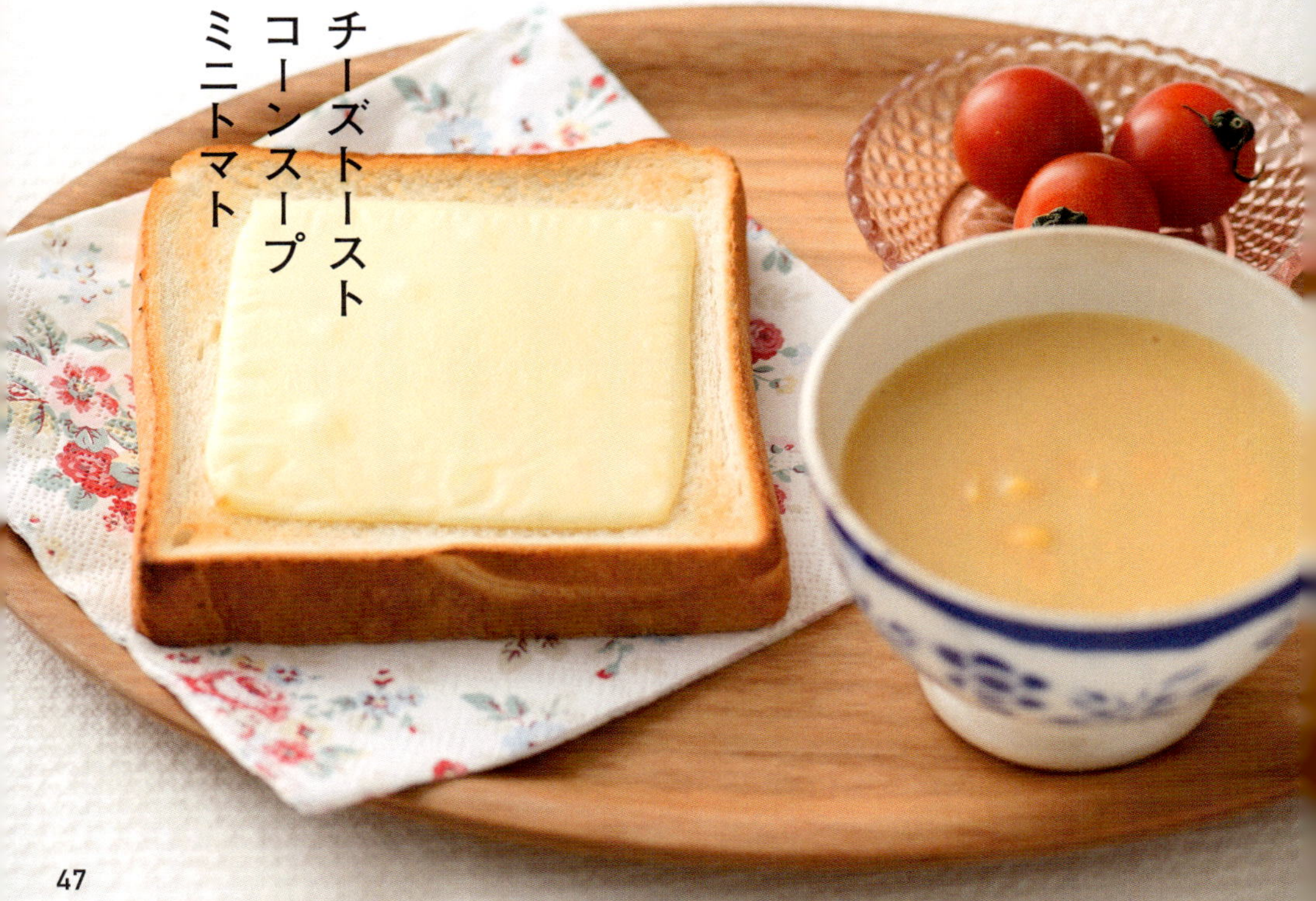

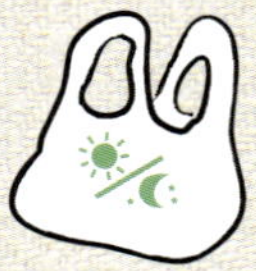

朝食に活用

なんだか調子がいまひとつの朝ならコンビニが強い味方。気分を上げる食品で乗り切る

朝の過ごし方アドバイス

**ゆっくり歯みがきで
自律神経のリセットを応援!**

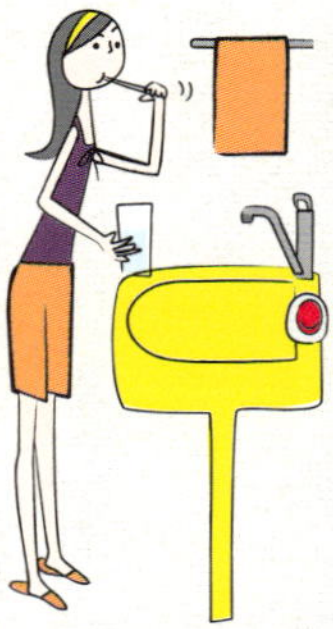

朝食に水1杯しかとれなかったときは、朝の洗顔と歯みがきでリセットしましょう。ゆっくりを心がけても、せいぜい数分の差。その間に呼吸が安定し、副交感神経が活性化すれば、一日が快適に過ごせます。

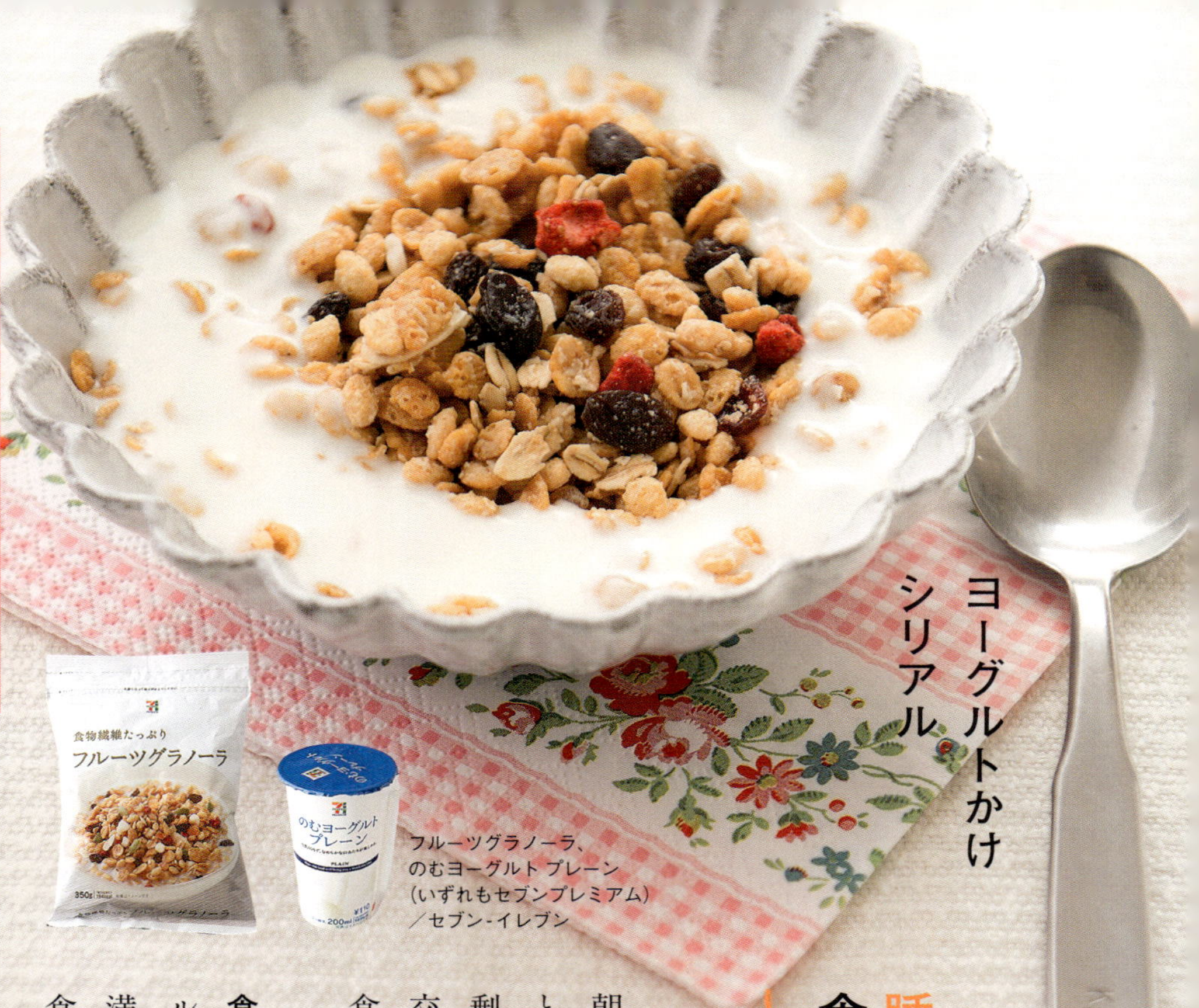

フルーツグラノーラ、
のむヨーグルト プレーン
（いずれもセブンプレミアム）
／セブン-イレブン

睡眠不足には、食物繊維とカルシウム

本来、交感神経は睡眠中の夜間は休息し、朝に向けて徐々に活性化します。睡眠不足だと交感神経は休めないため、朝を迎えると過剰に興奮し、イライラ感をもたらします。副交感神経を活性化し、交感神経をなだめる朝食をとりましょう。

おすすめは**副交感神経を活性化する水溶性食物繊維**が豊富なドライフルーツ入りシリアルです。**交感神経の興奮を抑えるカルシウム**満点の牛乳をかけ、一粒ずつかんでゆっくり食べましょう。

たらこのおにぎり
わかめとねぎのみそ汁
ヨーグルト

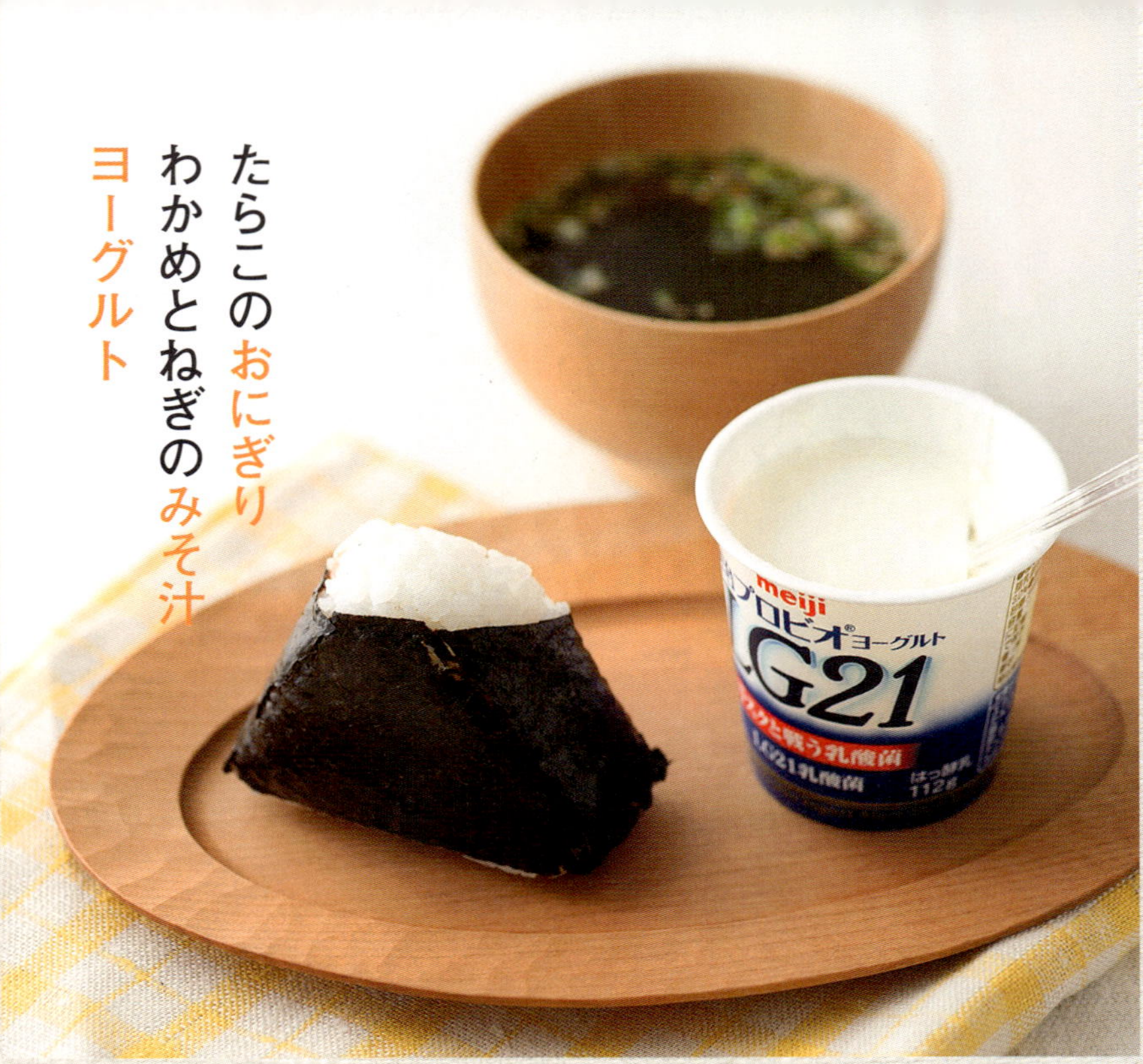

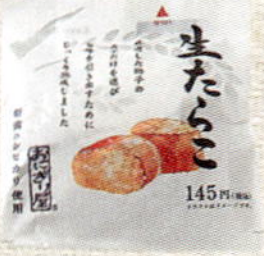

おにぎり屋 生たらこ
／ローソン

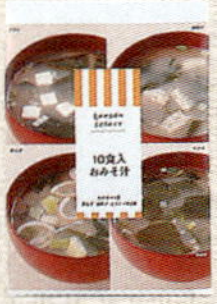

10食入おみそ汁
（ローソンセレクト）
／ローソン

疲労感やだるさには、タンパク質と発酵食品

風邪もひいていないのに、体がだるかったり、疲労感があるのは、朝になっても交感神経が順調に活性化してこないため。朝食をとって腸を刺激しましょう。

交感神経を高めるタンパク質と、副交感神経を高める発酵食品をいっしょにとれば、自律神経のバランスがととのいます。

むくみがあるときは、カリウムとビタミンCを

むくみは、血液や体液の循環が滞って、体内に余分な水分がある状態です。副交感神経を活性化する朝食で血行を促しましょう。

おすすめは果物です。カリウムが塩分と水分の排泄を促し、ビタミンCは抗酸化作用で血行促進を応援します。

朝の過ごし方アドバイス

血行を促す起床エクササイズ

あおむけに寝たままツイスト運動を。ひざを閉じて軽く曲げ、ゆっくりと左右にパタンパタンと倒しながら体をひねります。3〜5分やれば、血行がよくなり、便秘解消にも効きます。

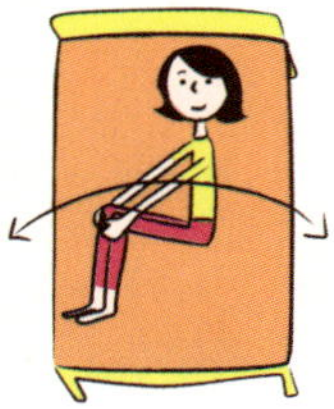

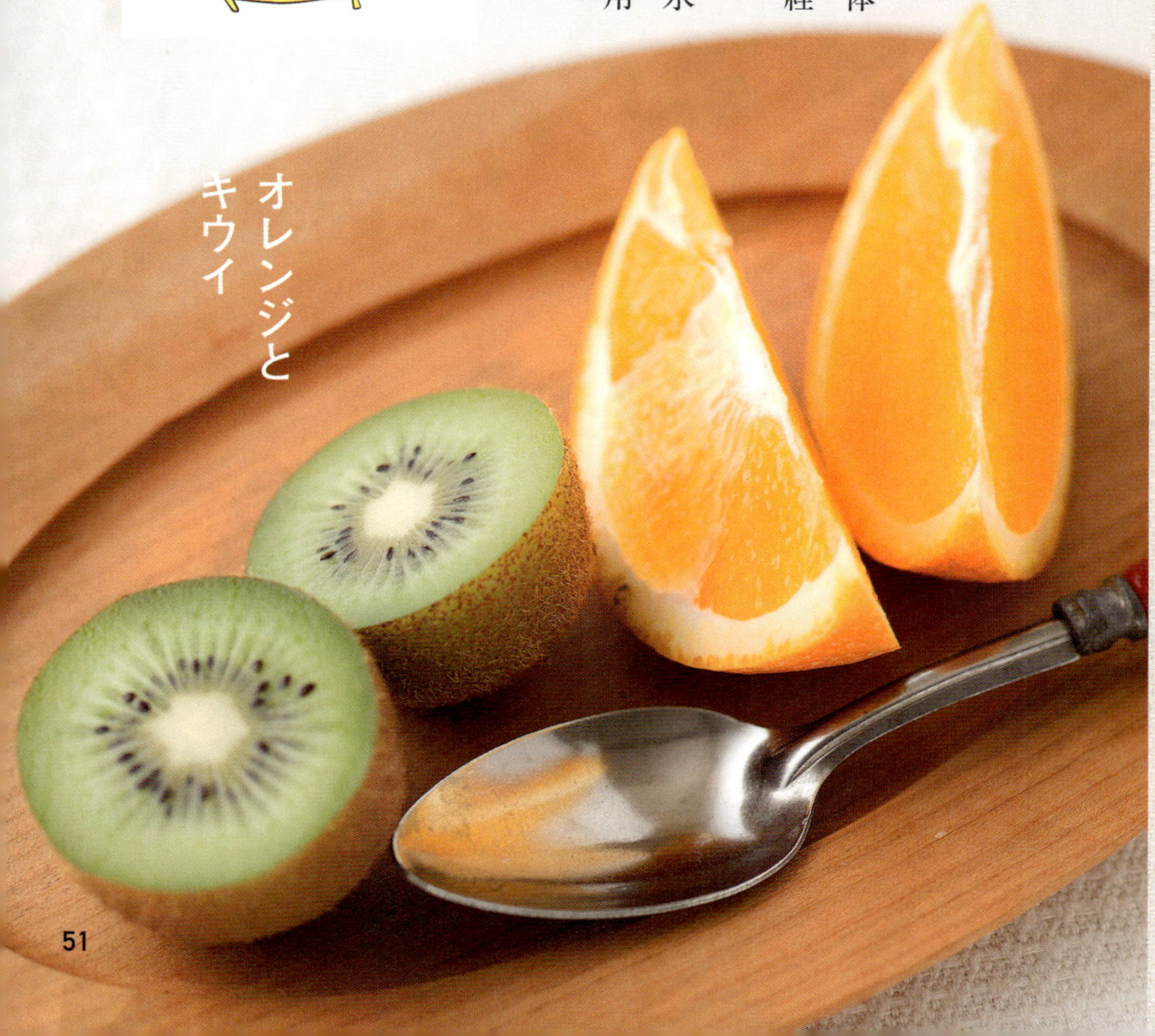

オレンジとキウイ

ブルーマンデーの気力アップには、動物性タンパク質＆抗酸化ビタミン

ブルーマンデー症候群は、休日に交感神経の緊張がゆるみすぎたため。**交感神経を活性化**する朝食は、**動物性タンパク質を主役に。**血行をよくして副交感神経を高める抗酸化ビタミンも添えれば、自律神経のバランスがさらによくなります。

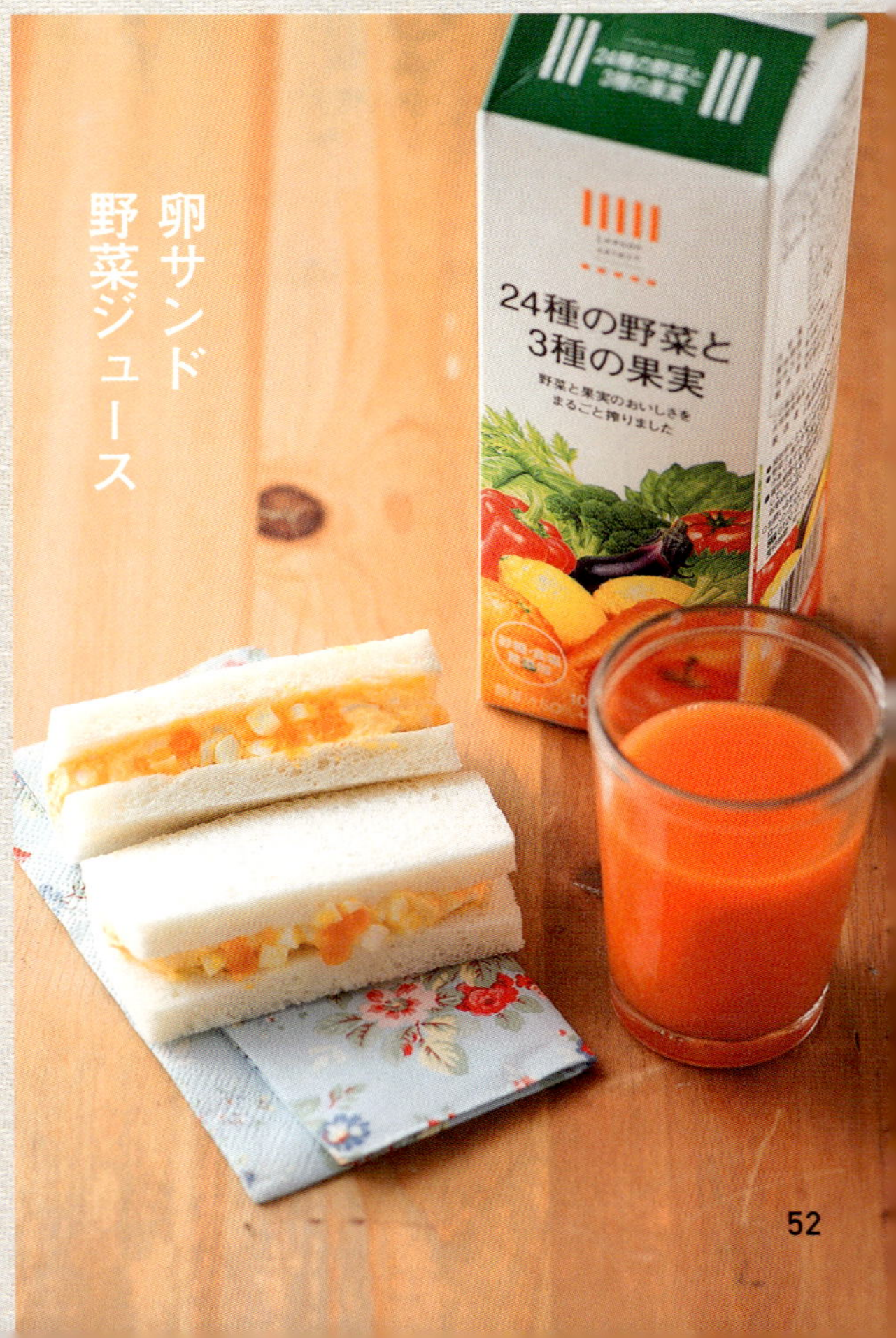

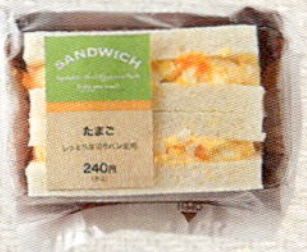

サンドイッチ たまご
／ローソン

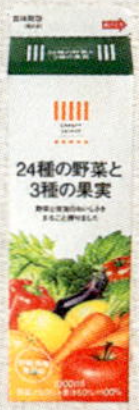

24種の野菜と３種の果実
（ローソンセレクト）
／ローソン

通勤・通学中にできる 気分盛り上げ エクササイズ

通勤・通学の移動中にできるゆっくりエクササイズは、交感神経を適度に高めて副交感神経もバランスよくキープ。心と体の元気を引き出してくれます。

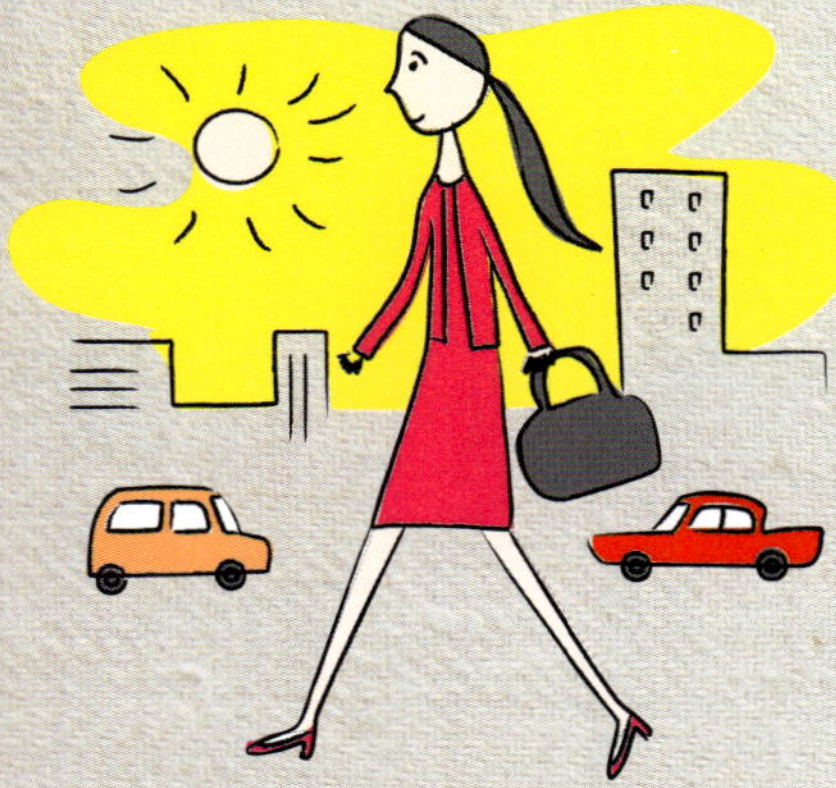

朝日を浴びて歩こう!

朝日を浴びながら体を動かすと、いやでも交感神経が活性化します。駅まで朝日の中を歩き、地下鉄より、地上を走る電車やバスを選んで、窓からさし込む光を浴びましょう。

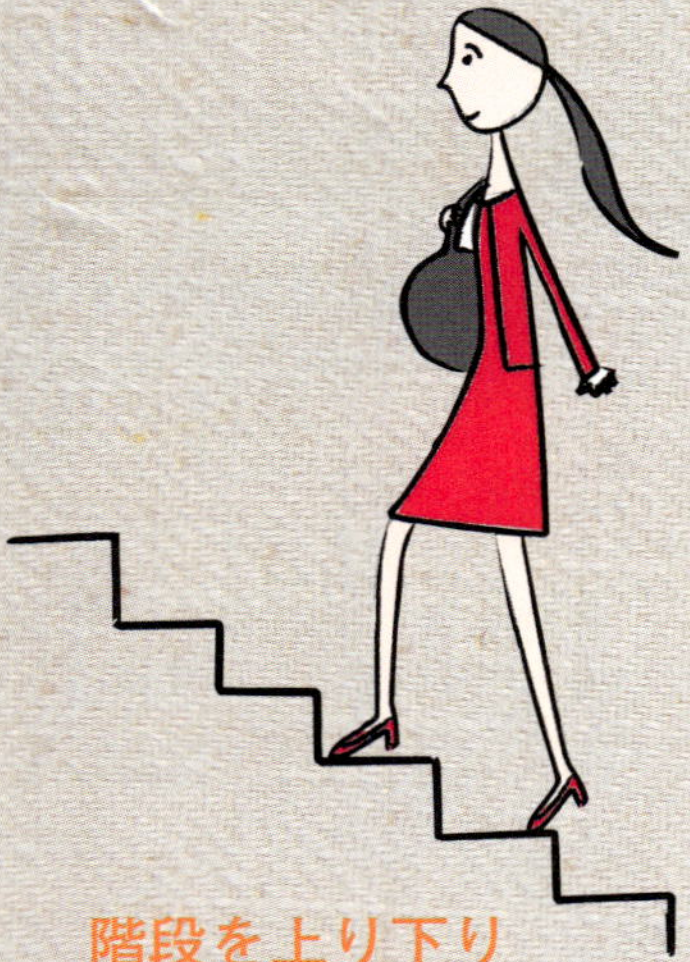

階段を上り下り

上りは3階、下りは5階までなら、運動不足でもクリアできるはず。ひと足ずつしっかり踏みしめながら上り下りすると、大きな筋肉が動き、全身の血行がよくなります。

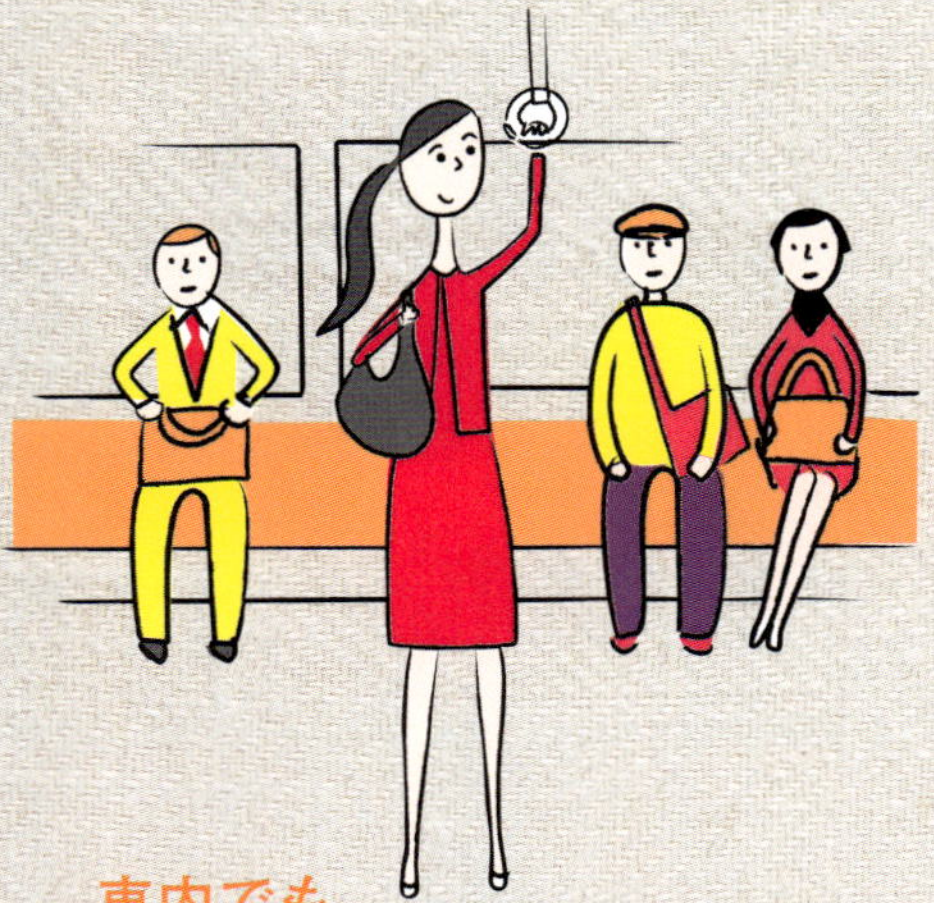

車内でもエクササイズしましょう

車内でも、立って電車のリズミカルな揺れに従ってバランスをとりましょう。腹筋を意識しながら呼吸をすれば、体幹エクササイズが自然にでき、自律神経が安定してきます。

昼食に活用

お昼は好きなものを
コンビニで選んで！
タンパク質のおかずを
とることは忘れずに！

幕の内弁当
／参考商品

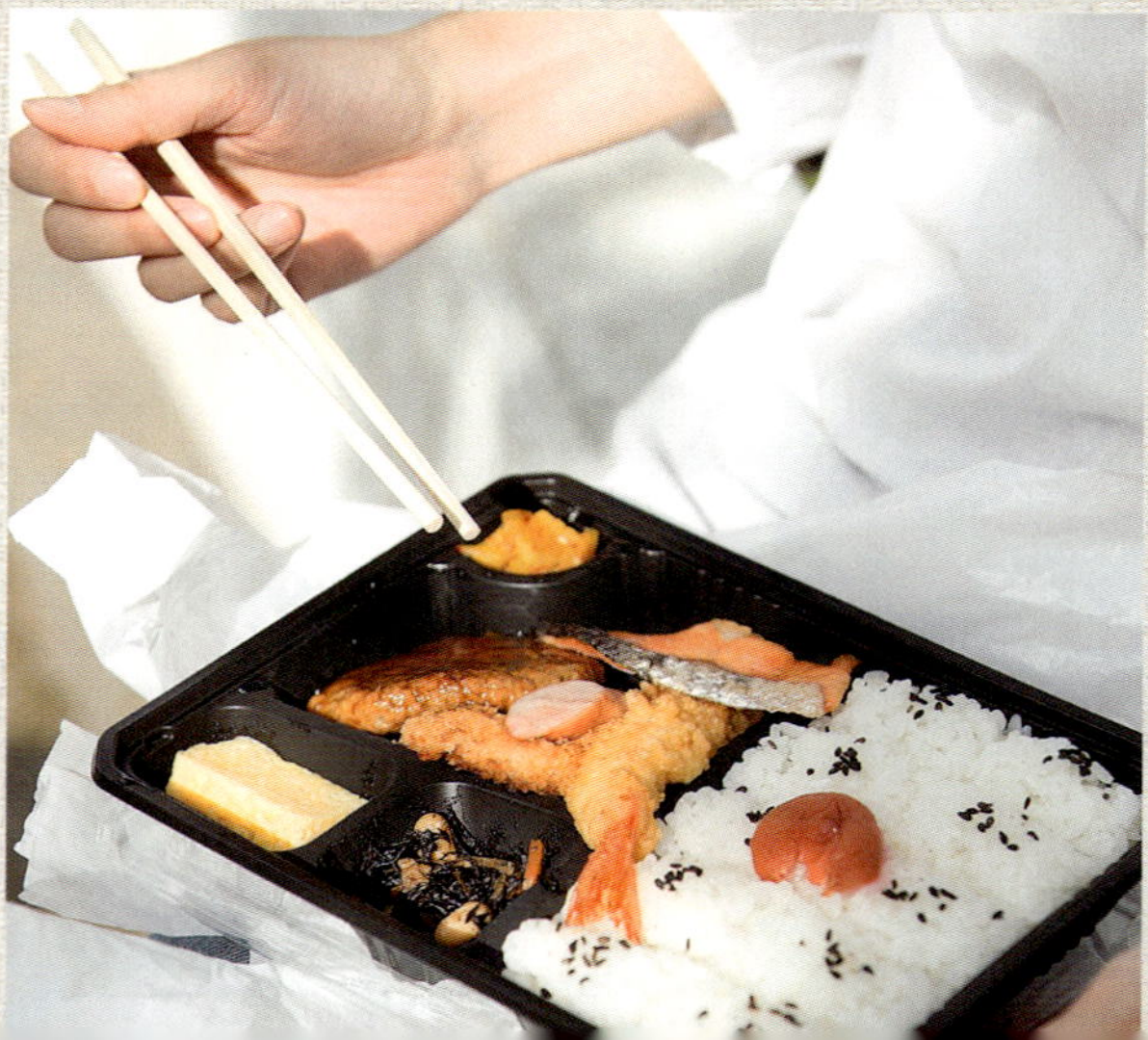

好きなもの＆タンパク質を。腹七～八分目に抑えてゆっくりと

昼食は午後の活動源。食後の仕事や勉強の効率を落とさないために、3つの注意を守りましょう。まず、タンパク質のおかずをとること。魚や肉、卵などのタンパク質おかずがそろっている**幕の内弁当なら万全**です。

2つ目は腹七～八分目に抑えること。3つ目、ゆっくり食べること。満腹したり早食いすると、自律神経の急な変動を招き、食後、集中力が低下します。

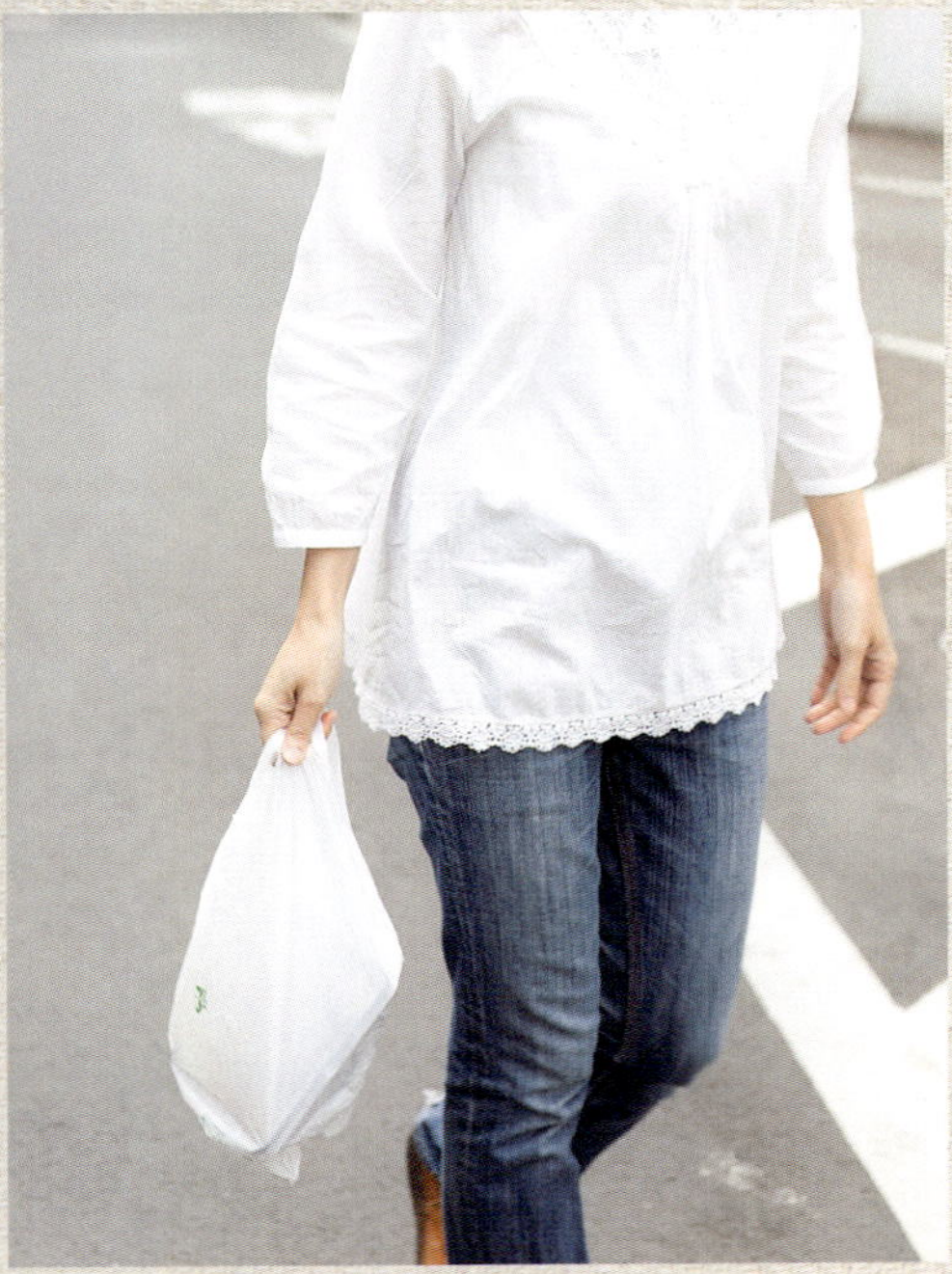

ゆっくり食べるためには、仕事や勉強の場から離れるのがいちばん。木陰のベンチで、おいしい空気を吸いながらのランチタイムが理想です。

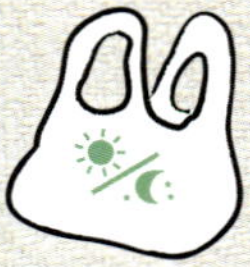

昼食に活用

眠い、だるい、めんどくさい…午後のやる気UPは昼のコンビニメニューでおいしく解決！

午後の過ごし方アドバイス

5分間ストレッチで心身リフレッシュ！

手首回し

背筋を伸ばして座り、右腕を肩の高さに上げてひじを直角に曲げ、左手でひじを支えて、右手首をぐるぐる回す。反対側も同様に。

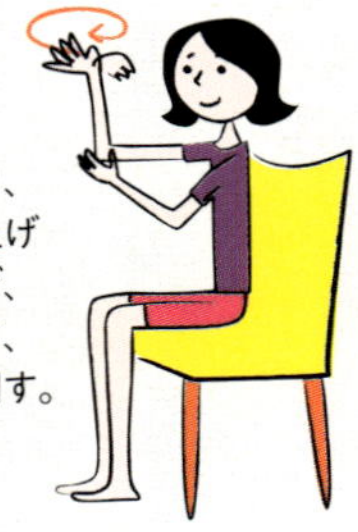

足首回し

ひざが直角になる高さの椅子に座り、右足首を左ひざにのせて手でぐるぐる回す。反対側も同様に。

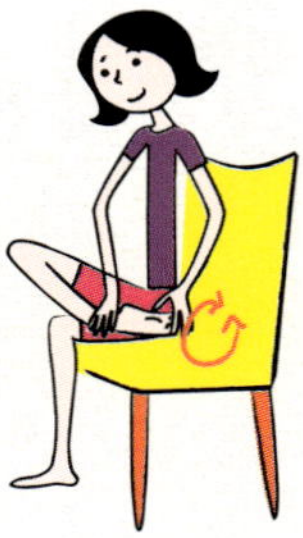

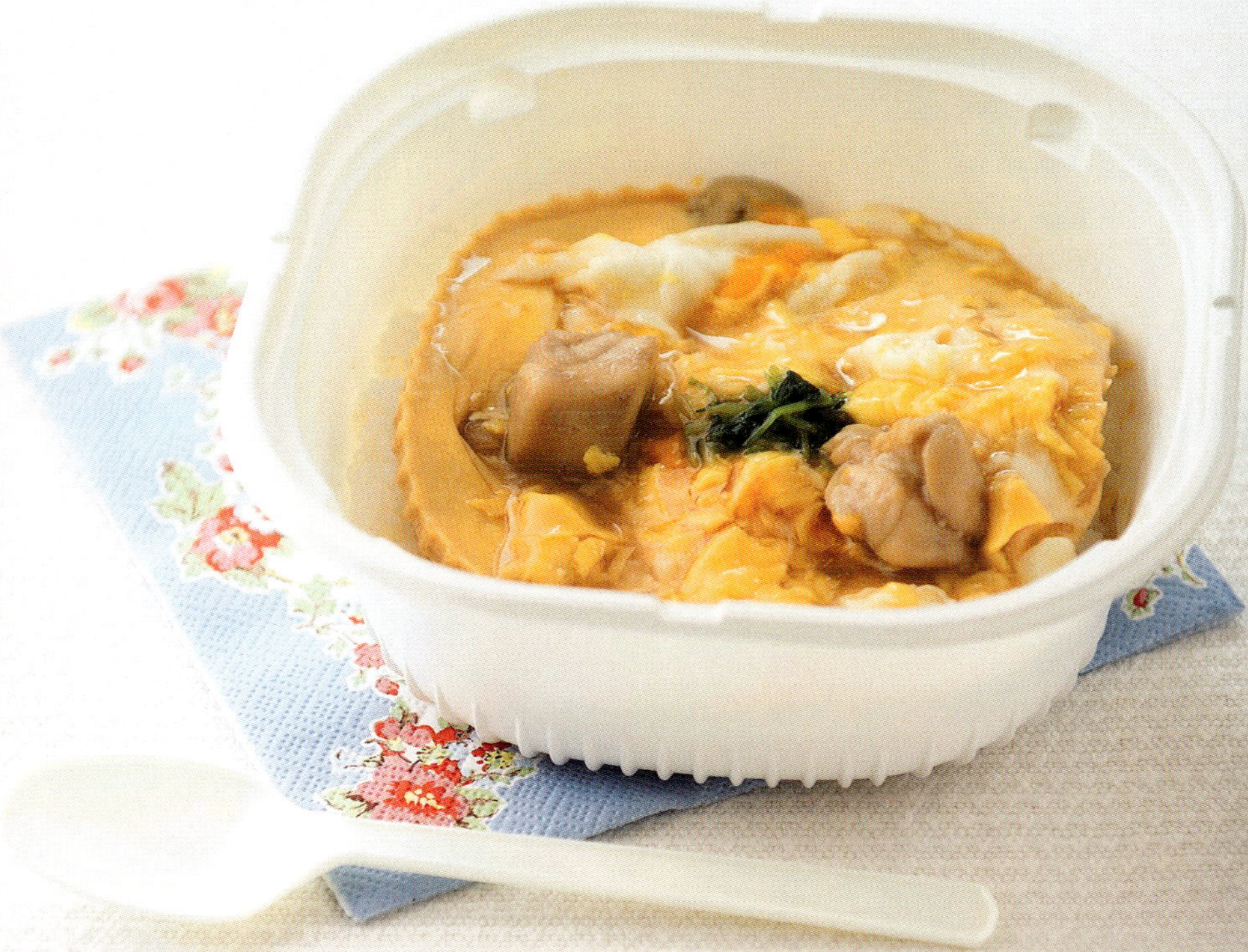

とろとろ玉子の親子丼
／セブン-イレブン

食前にコップ2杯の水を飲めば食後、眠くならない

食後、眠くなるのは、胃腸に血流が集中して副交感神経が急上昇するから。食前に水を2杯飲むと、その時点から**副交感神経がゆっくり上がり始める**ので、食後になっても急上昇しません。加えて、満腹、早食いを慎めば、食後の睡魔は確実に撃退できます。

午後のプレゼンには、魚介のお弁当で緊張をほぐす

緊張すると交感神経が高まります。緊張したまま昼食をとるとさらに交感神経が急上昇し、緊張のあまりポカをしないとも限りません。緊張をほぐしたいときのお弁当は魚介類がおすすめ。**青背魚の脂肪に含まれるＤＨＡやＥＰＡは副交感神経を高める**ので、交感神経の急な興奮を抑えてくれます。いかやたこ、えびやかに、貝類に含まれるアミノ酸の一種、タウリンは、血圧の上昇を抑える働きがあるので、上がり症対策に最適です。

午後の過ごし方アドバイス

「手を開いて笑顔」でリラックス

緊張すると思わず手をギュッと握りがちですが、手を握ると交感神経が高まり緊張が増します。緊張してしまったら、手を広げましょう。さらに笑顔を。副交感神経がスッと上がり、リラックスできます。

ダイエットアドバイス

スイーツの最適タイミングは？

スイーツを食事がわりにしないこと。カロリーを抑えたつもりでも、スイーツだけだと血糖値が急上昇。たちまち体脂肪になります。スイーツは昼食後のデザートに楽しむのが安全です。

いか、えび、鮭など 魚介類のお弁当で 午後は失敗しない！

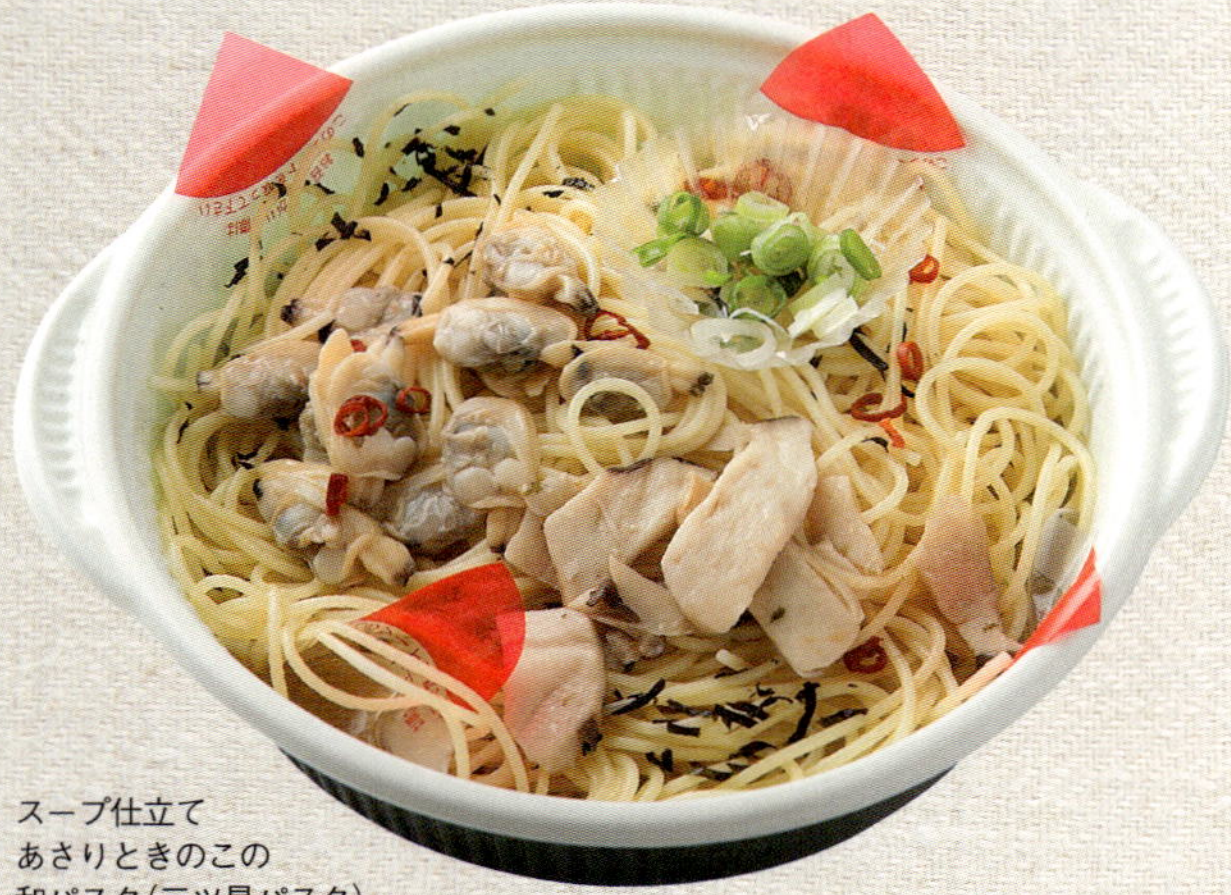

スープ仕立て
あさりときのこの
和パスタ（三ツ星パスタ）
／ファミリーマート

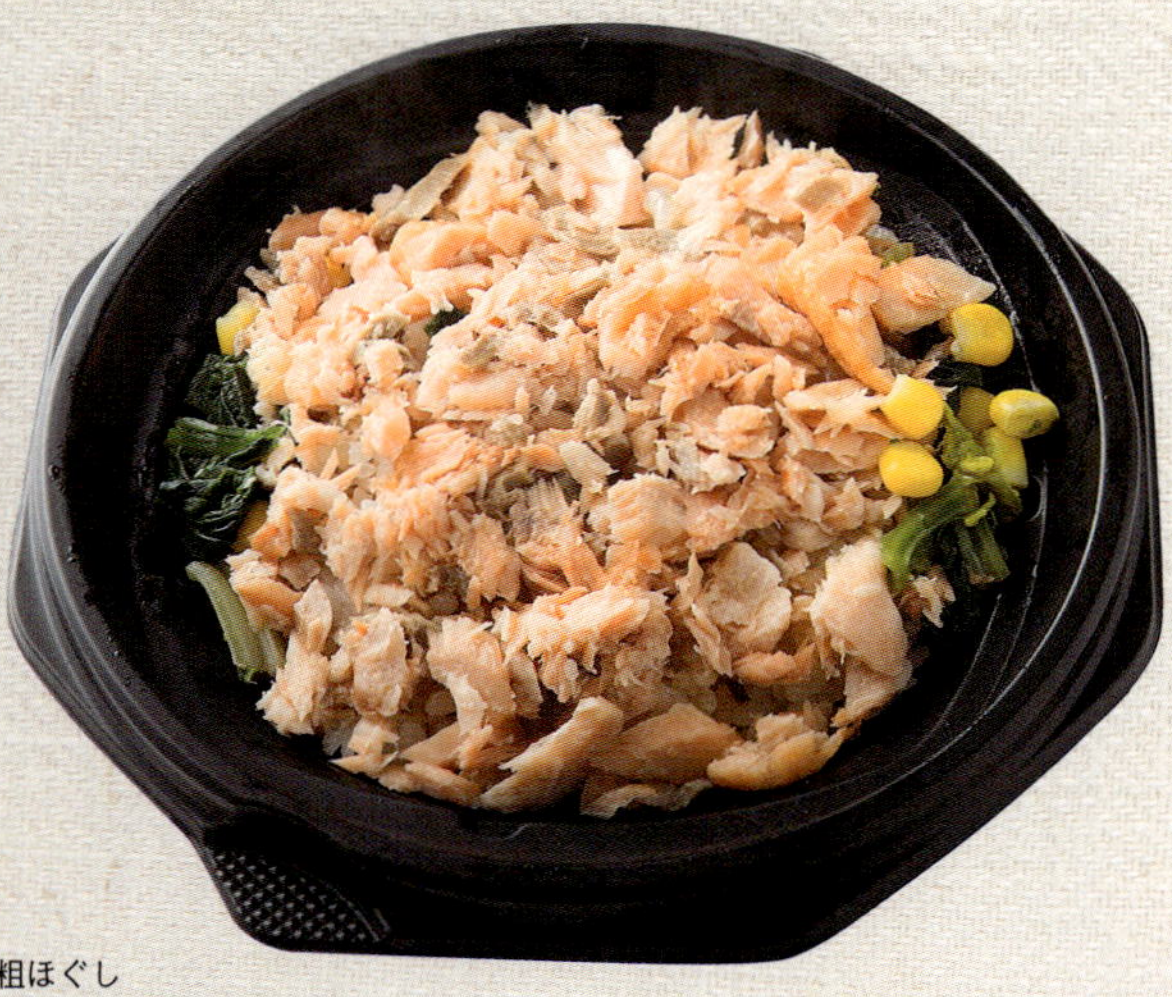

粗ほぐし
北海鮭のバター醤油御飯
／セブン-イレブン

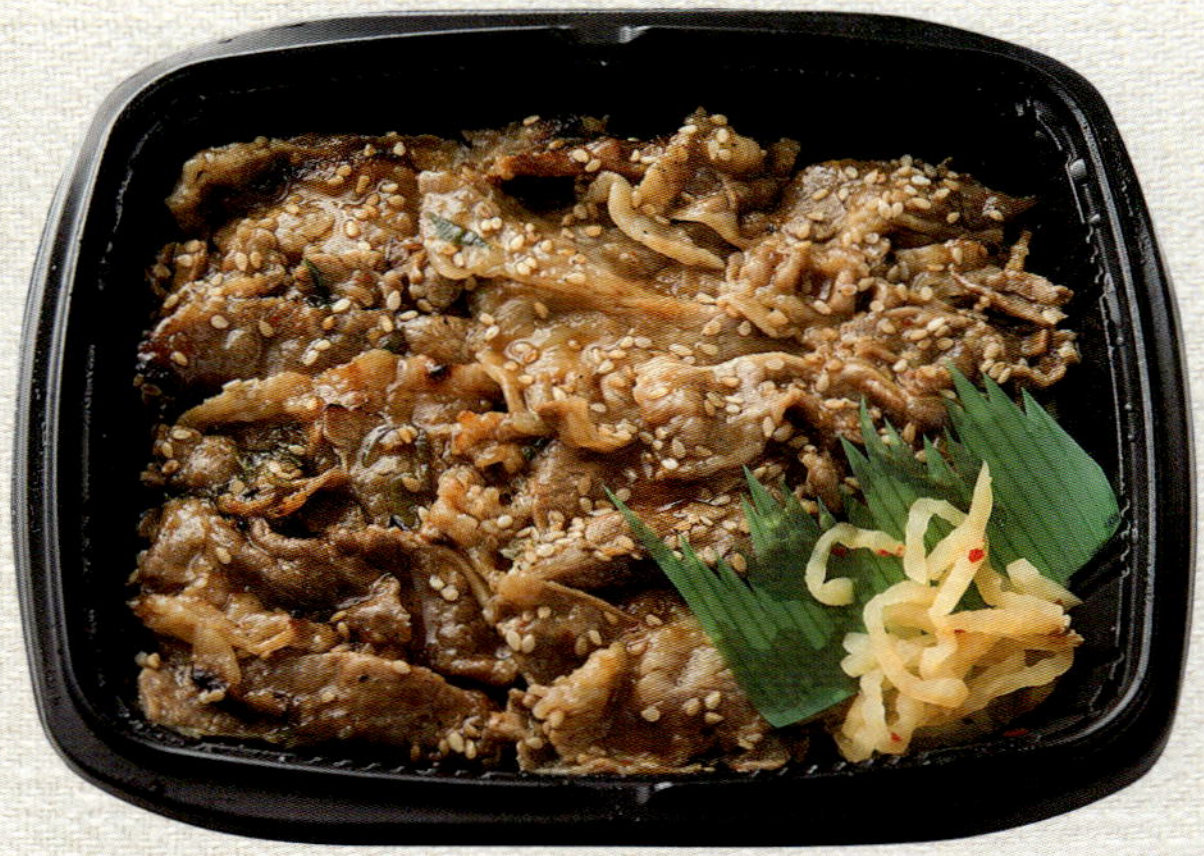

炭火焼牛カルビ弁当
／セブン-イレブン

元気回復の糧は、交感神経を高める牛肉！

失敗などをして意気消沈すると、副交感神経がぐんと低下します。食欲がないからと昼食抜きで午後を迎えると交感神経も低下し、文字どおり無気力になってしまいます。起死回生の策をねりたいのなら、昼食に**交感神経を高める牛肉や羊肉**を選びましょう。**まぐろやうなぎ**も効果的です。

食後のコーヒー・紅茶もおすすめです。和食なら緑茶でもかまいません。これらに含まれるカフェインが交感神経を活性化してくれるからです。

落ち込んだときはカフェインで交感神経UP

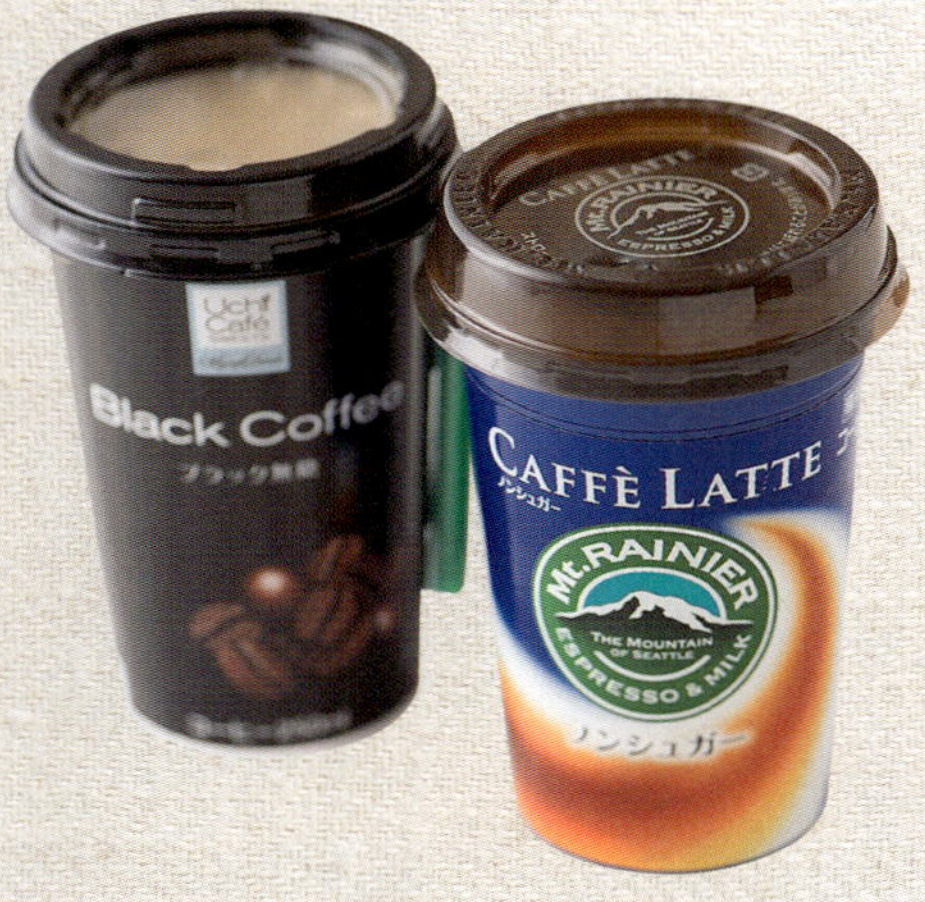

左から、ブラックコーヒー
（ウチカフェスイーツマイカップドリンク）
／ローソン
カフェラテ／参考商品

午後の過ごし方アドバイス

負のスパイラルを断ち切る「上向き深呼吸」&ストレッチ

背筋を伸ばして顔を上げましょう。気道が広がるので呼吸が自然に深くなり、副交感神経が活性化します。ストレッチで全身の血行をよくすれば万全です。

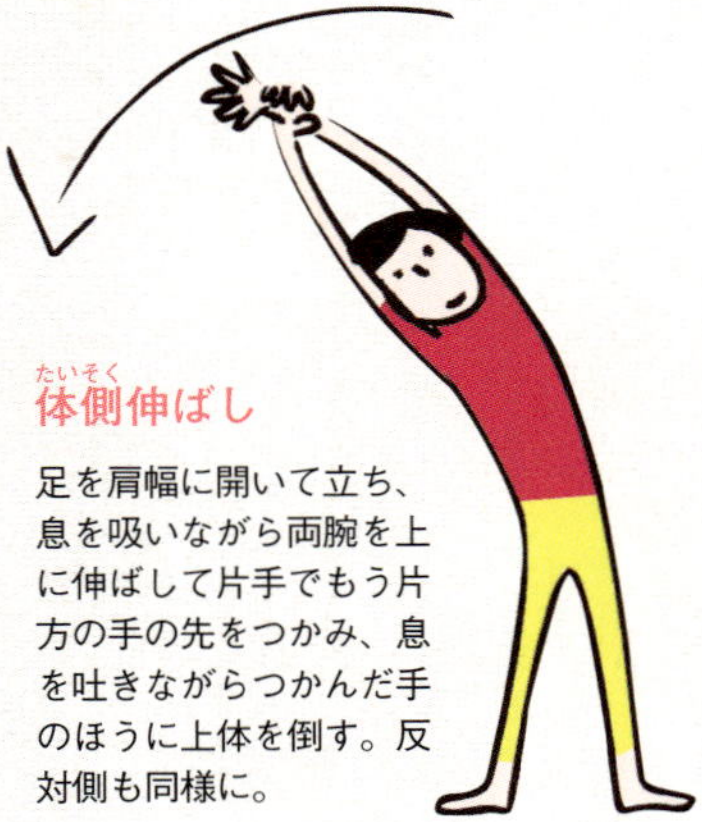

体側《たいそく》伸ばし

足を肩幅に開いて立ち、息を吸いながら両腕を上に伸ばして片手でもう片方の手の先をつかみ、息を吐きながらつかんだ手のほうに上体を倒す。反対側も同様に。

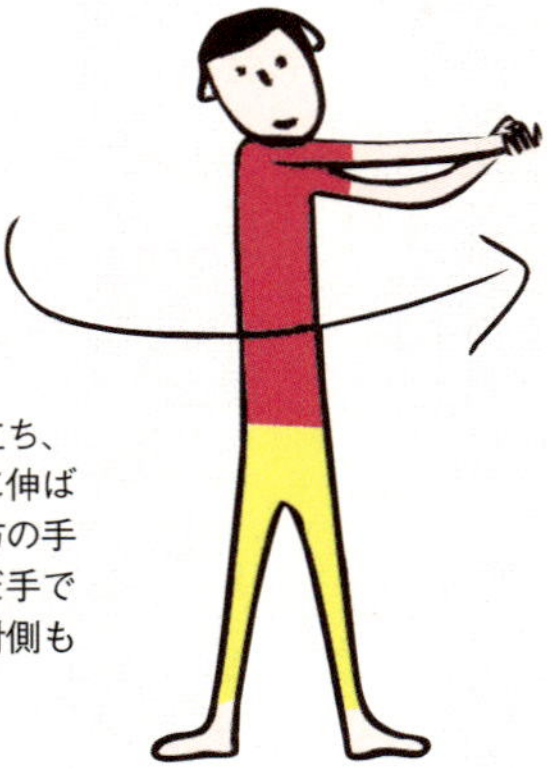

肩甲骨《けんこうこつ》伸ばし

足を肩幅に開いて立ち、両腕をまっすぐ前に伸ばし、片手でもう一方の手をつかみ、つかんだ手で横に引っ張る。反対側も同様に。

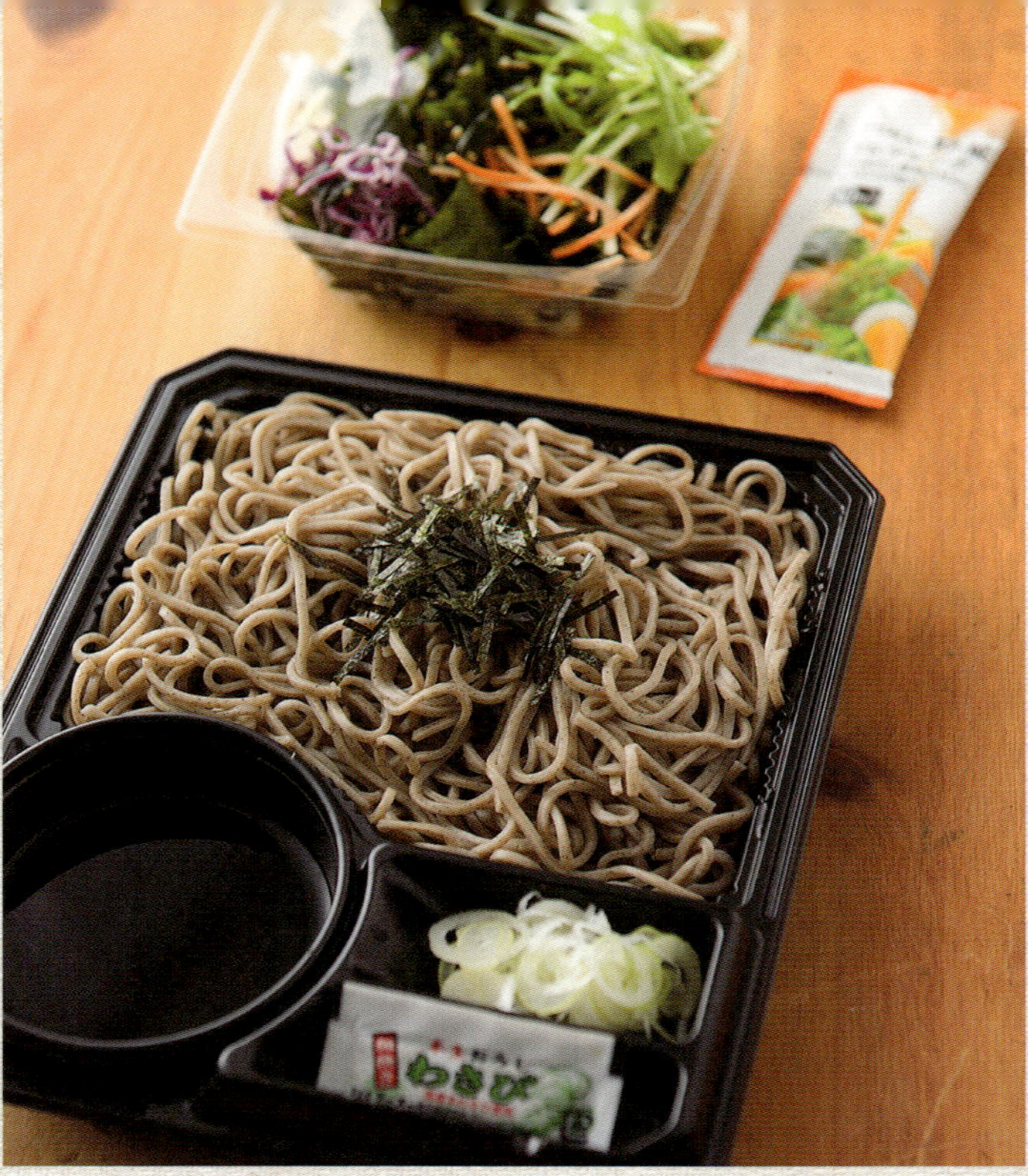

ざるそば
（こだわり麺工房）
わかめ海藻サラダ
（彩りfamimaDELI）
／以上ファミリーマート

夜は会食なら、逆算して食べる

会食の料理は総じて高カロリー。太るのが心配、血糖値やコレステロール値が気になる人もいるでしょう。でも食事を抜くと空腹に高カロリー食をとって高血糖になり、逆効果です。逆算して過不足を調整しましょう。朝と昼は**タンパク質と脂肪を控え、食物繊維は多めに。**朝はバナナとヨーグルト、昼はそばか玄米おにぎりに海藻サラダがおすすめです。

夜は飲み会なら、タンパク質たっぷりの昼食を

飲み会は、アルコールと脂の多いおつまみで高カロリーになるので、昼食はカロリー控えめに。糖質の多い日本酒が好きなら主食も控えましょう。アルコールの解毒を担う肝臓の活力源、**低カロリー高タンパク質の鶏肉、グリシンを含む大豆製品を、食物繊維豊富な海藻**といっしょにとりましょう。腸内環境が悪いと、肝臓は、悪玉菌のつくり出す有害物質の処理に追われて負担が増すからです。

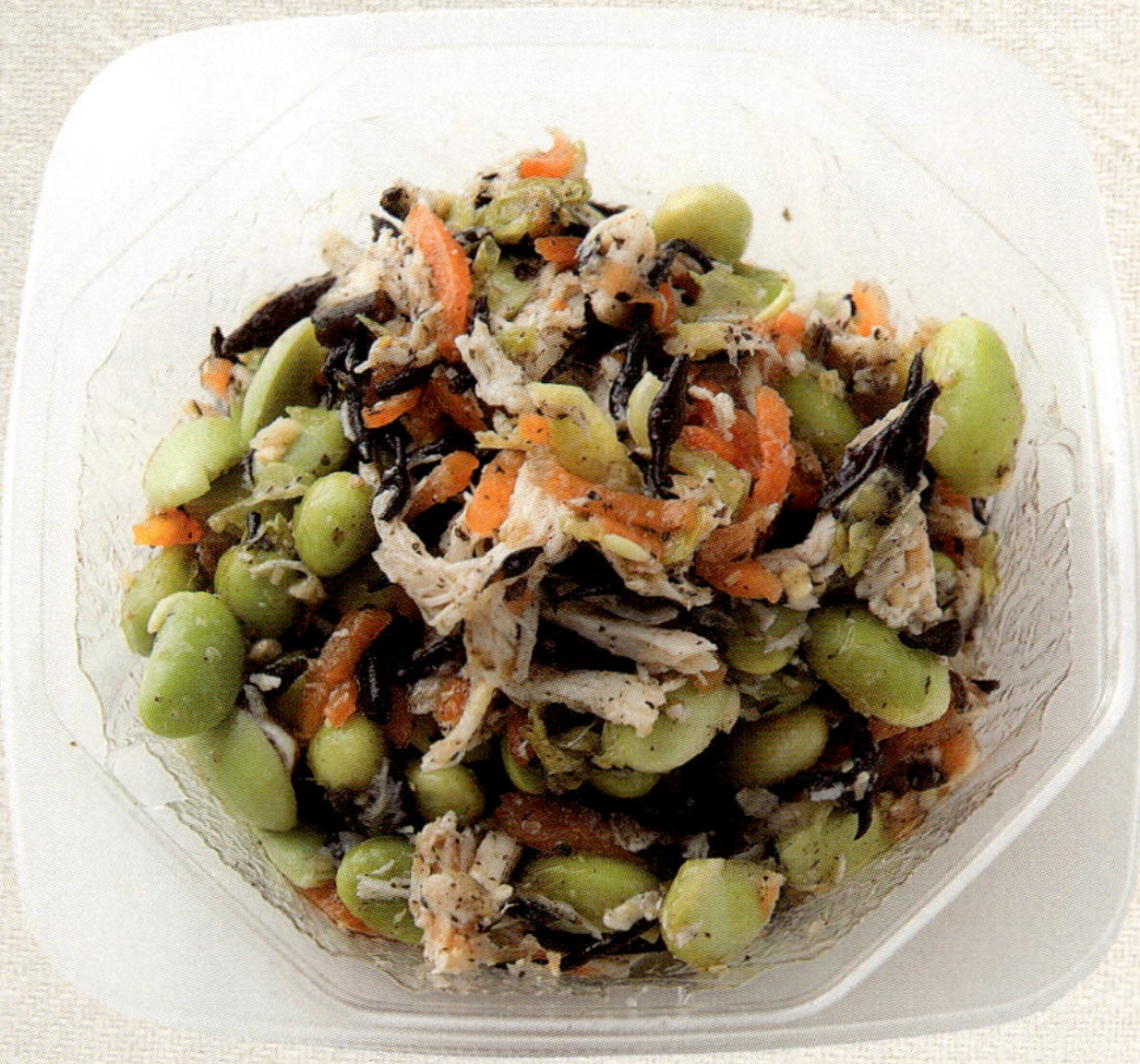

ひじきと枝豆の鶏サラダ
(彩りfamimaDELI)
／ファミリーマート

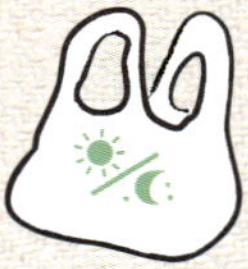

昼食に活用

単品のみはNG！
おにぎりや
カップめんに
何を合わせるかで
午後に差がつく！

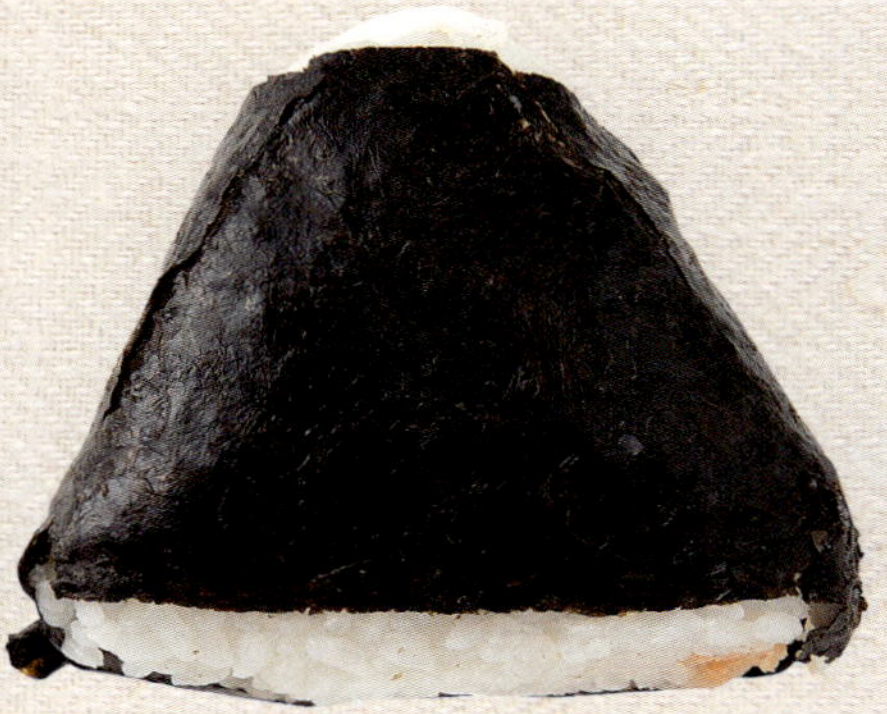

サイドメニューは タンパク質と野菜の おかずをプラス!!

おにぎりやカップめんなどの糖質スナックは、
それだけでは交感神経と血糖値が急上昇。
食後、急降下するので
眠けとだるさに襲われます。
自律神経のバランスをととのえるための
サイドメニューを選びましょう。

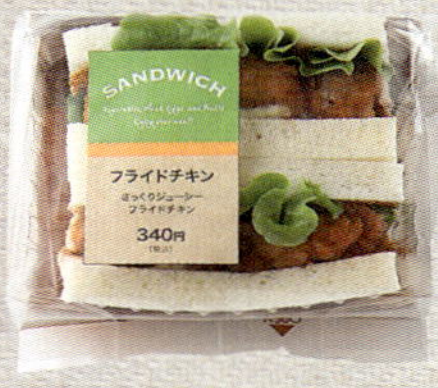

フライドチキンサンド

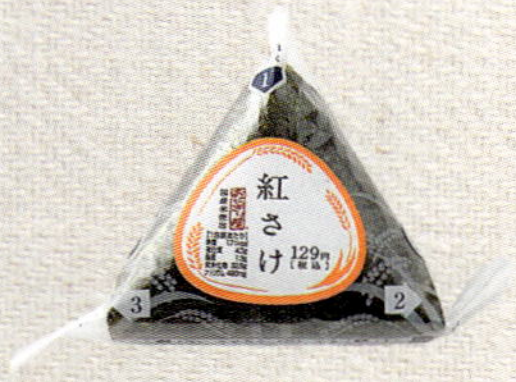

おにぎり屋 紅さけ

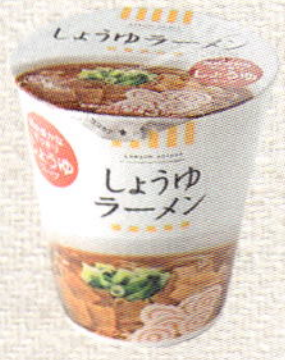

しょうゆラーメン（ローソンセレクト）

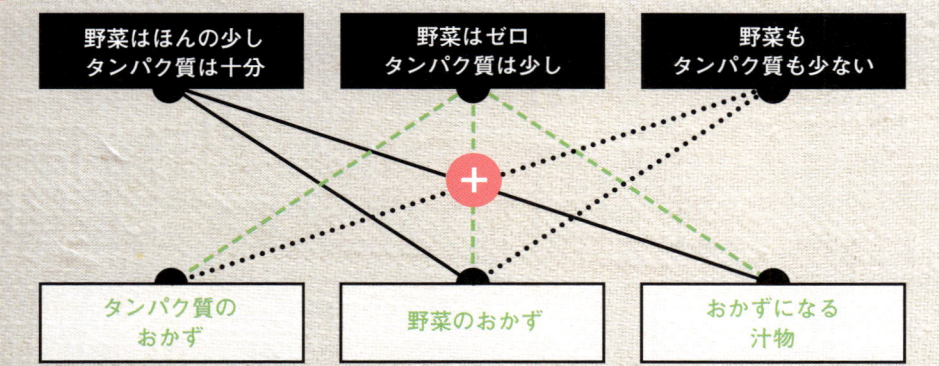

野菜はほんの少し
タンパク質は十分

野菜はゼロ
タンパク質は少し

野菜も
タンパク質も少ない

＋

タンパク質の
おかず

野菜のおかず

おかずになる
汁物

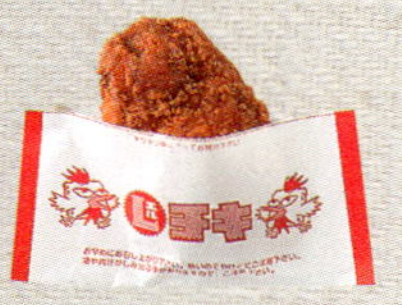

Lチキン HOT〈ホット〉

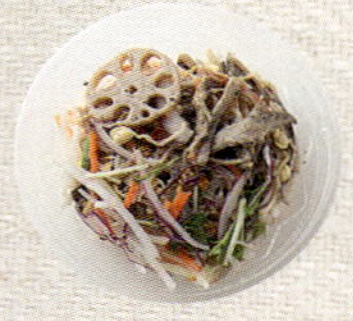

根菜きんぴらの
柚子胡椒風味和サラダ

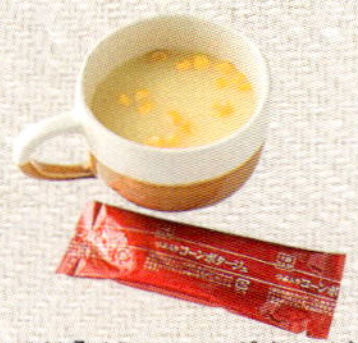

つぶ入りコーンポタージュ
（ローソンセレクト）

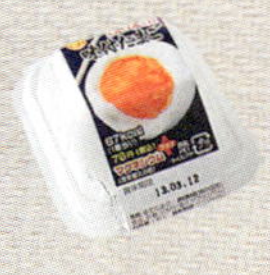

味付たまご

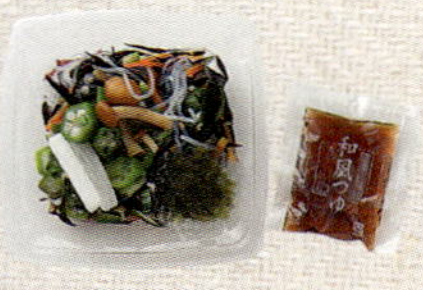

オクラと山芋の
ネバネバサラダ

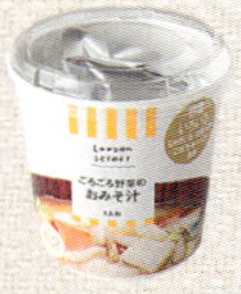

ごろごろ野菜のおみそ汁
（ローソンセレクト）

／以上の商品はローソン

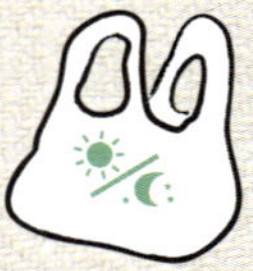

夕食に活用

器に盛りかえるだけでコンビニなのに健康効果絶大！夕食はなるべく寝る3時間前までに！

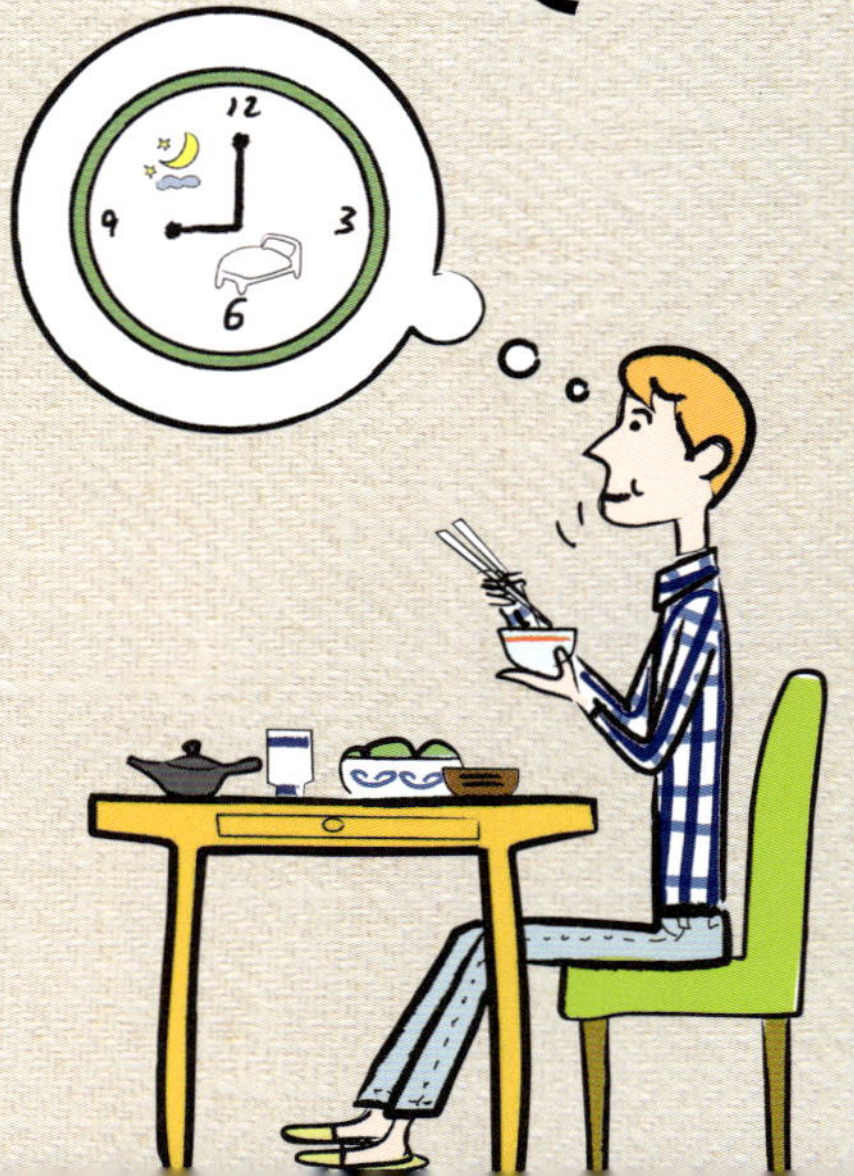

寝る3時間前までに、タンパク質の主菜と野菜や海藻の副菜をとる

食後3時間は、副交感神経が活性化して消化・吸収が盛んになる**「腸のゴールデンタイム」**。この時間抜きに、食べてすぐ寝ると、食事で上昇した血糖がそのまま脂肪に移行してしまいます。睡眠の質も悪くなり、翌朝、交感神経が順調に活性化できません。

おかずは、タンパク質食品の主菜1皿、副菜を2皿。抗酸化成分の多い緑黄色野菜と、食物繊維の多い海藻のおかずがおすすめ。みそ汁で発酵食品を加えれば満点です。

主菜
タンパク質のおかず

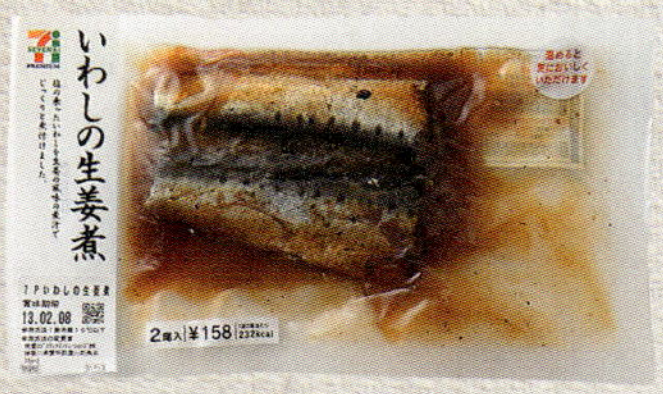

いわしの生姜煮（セブンプレミアム）

副菜
野菜や海藻のおかず

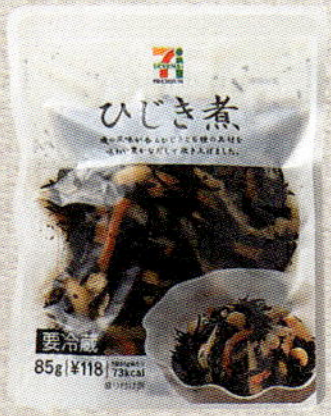

ひじき煮（セブンプレミアム）

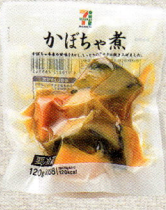

かぼちゃ煮（セブンプレミアム）

主菜
ごはん、めん、パンなど

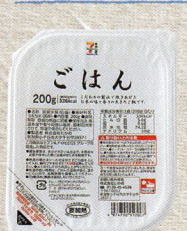

ごはん（セブンプレミアム）

汁物
みそ汁、すまし汁、スープなど

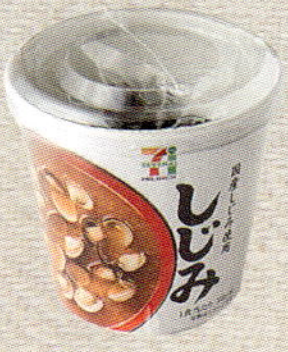

カップみそ汁 しじみ（セブンプレミアム）

／以上の商品はセブン-イレブン

器に盛りかえて目でも楽しみ、腹六～七分目をゆっくり食べる

夕食の食べすぎは禁物です。睡眠前のカロリーオーバーを避け、「腸のゴールデンタイム」もオーバーしないよう、腹六分目から七分目の量にします。

パック入りの料理は器に盛りかえましょう。**見た目が楽しいと、おいしさもアップ。**よくかんで味わいながらゆっくり食べれば、**量が控えめでも満足**できます。

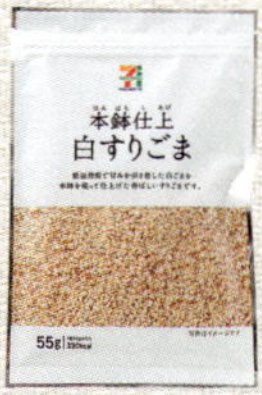

本鉢仕上
白すりごま
（セブンプレミアム）
／セブン-イレブン

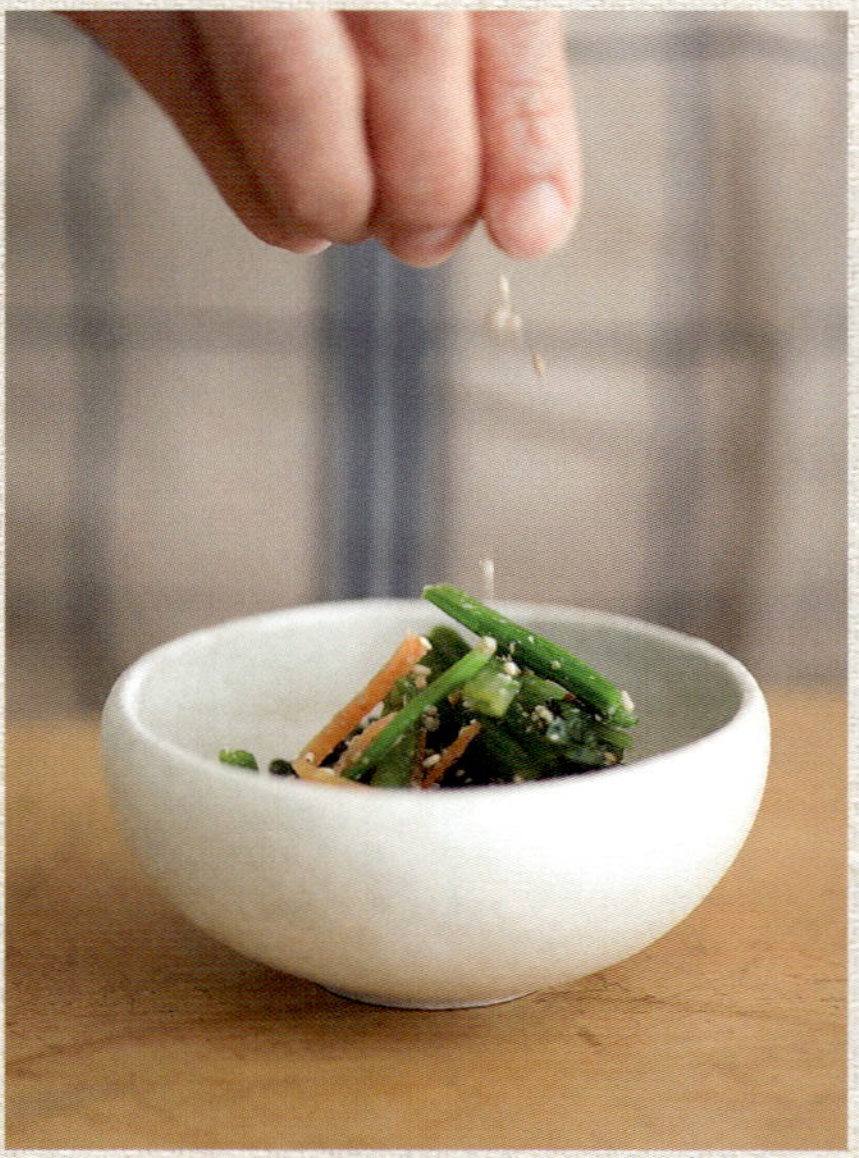

ほうれん草のごまあえも、器に盛って、さらに白すりごまを振ると、ごまの香ばしい香りがいっそう際立ち、手作り感が出ます。

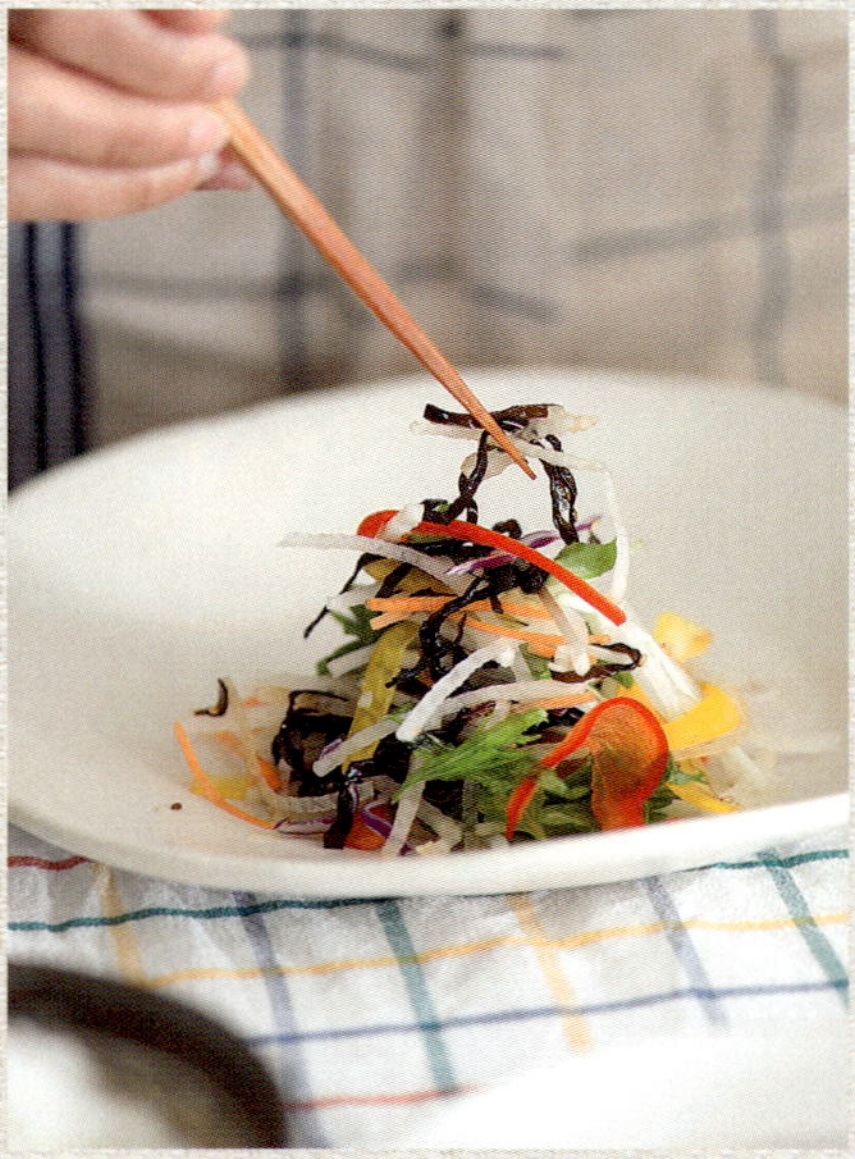

夕食だけは、コンビニのお惣菜もお皿に美しく盛りかえて。その余裕が自律神経をととのえてくれます。

第3章

ダイエットも！体や心の不調や悩みも！コンビニで解決！

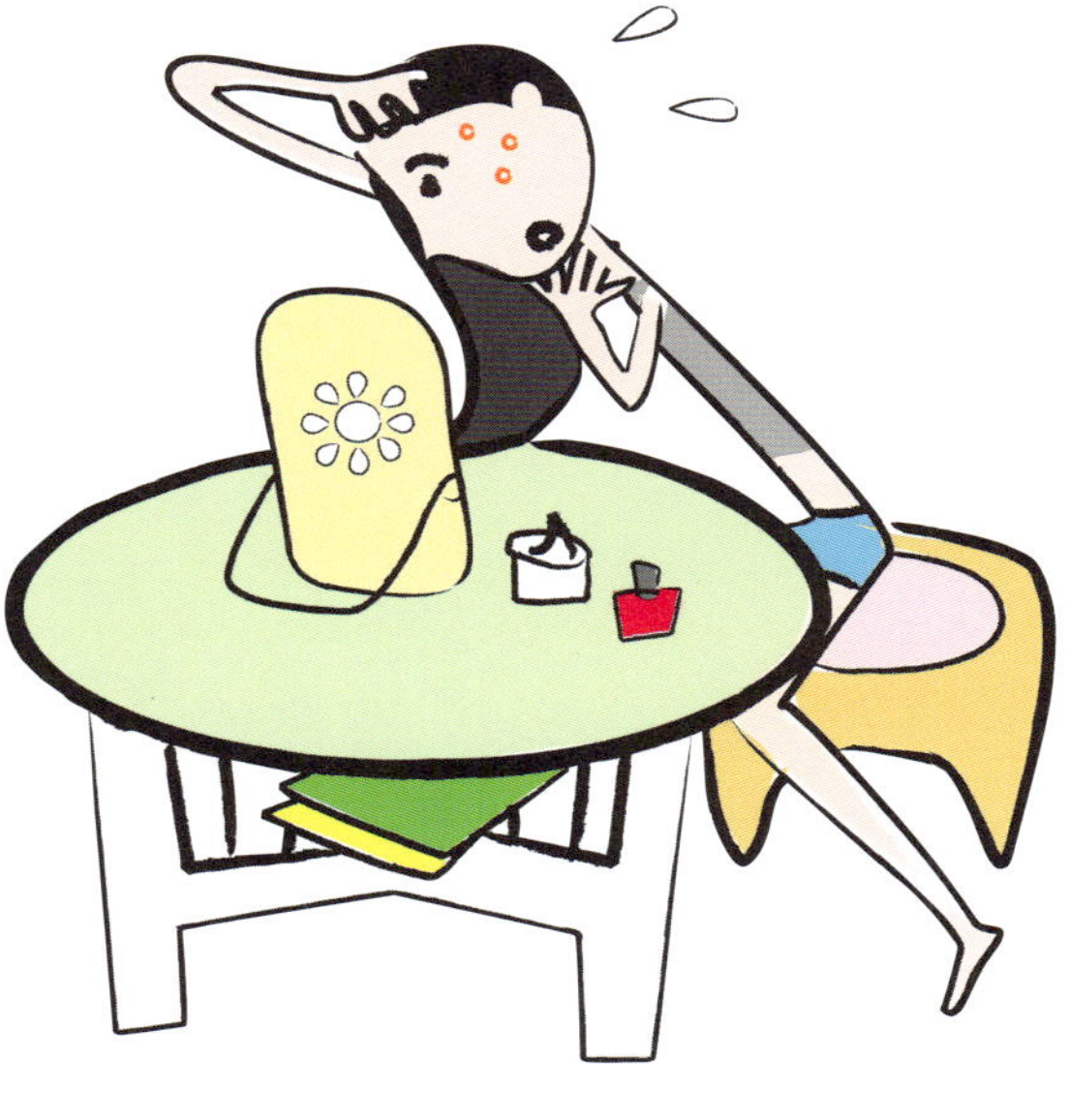

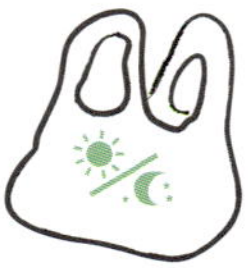

食事抜きは自律神経の働きを低下させ、逆効果。腸をきれいにするダイエット法を！

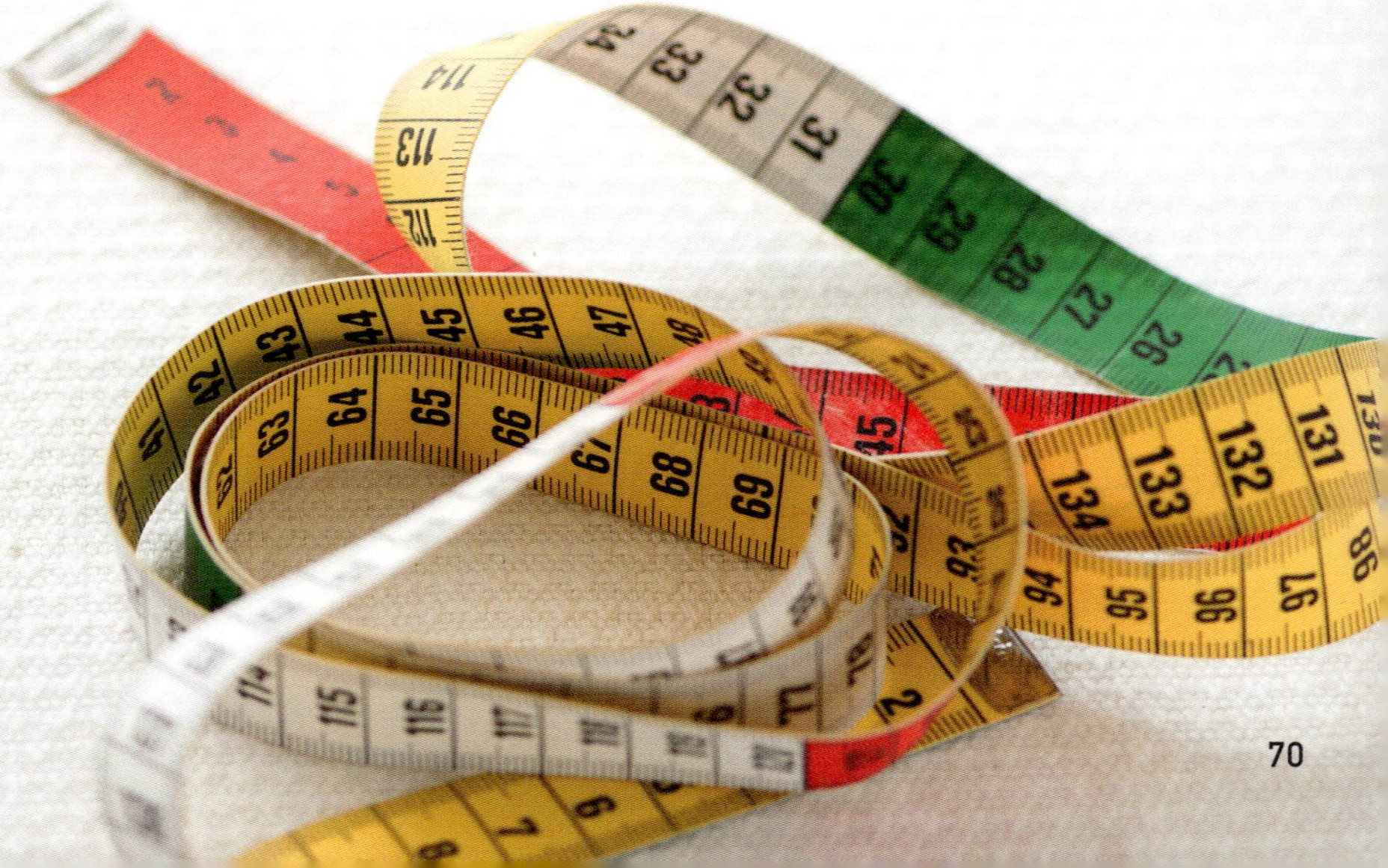

自律神経を無視したダイエットは、代謝が低下して失敗する！

食事を抜いてもやせられないのは、**腸が動かないので腸内環境が悪化**するため。悪玉菌がふえるので過酸化脂質などの血液を汚す毒素がふえ、必要な栄養は吸収されにくくなります。副交感神経の働きも下がるので、血流も低下します。その結果、**全身の細胞に活動源となる栄養が届かないので、エネルギー代謝が低下**してしまうのです。

食べて腸をきれいにすることこそダイエットの必須条件です。腸がきれいになれば、栄養の吸収もよくなり、血流がよくなるので、全身の細胞に活動エネルギーとなる栄養が十分に行き渡ります。そうすれば、エネルギー代謝、つまり脂肪燃焼も活発になり、無理なく自然にダイエットが進みます。

朝と夕食を低カロリーにすれば、より早くダイエットの成果が出ます。朝・夕は、腸のぜん動運動を促す水と、腸内環境をととのえるヨーグルトだけにします。昼食は、タンパク質と野菜のおかずを中心に普通に食べてかまいません。自律神経のバランスが乱れないので、イライラや疲労感もなく、確実にダイエットができます。

自律神経を乱さないダイエット！短期集中の1日断食法か、週末リセット法

さらに早くダイエット効果を上げたい人におすすめの、自律神経を乱さない腸のリセット法を紹介しましょう。

短期決戦に向く**1日断食法は、まる24時間、水だけを飲みます。食べ物はなし、お茶やコーヒーも飲みません。**ストレス、睡眠不足、喫煙など、腸内環境を悪くすることは厳禁です。運動も避けます。そうして水だけを飲めば腸はリズミカルに動き、副交感神経の活性は保たれます。腸内の悪玉菌はエサを絶たれ、腸がクリーンアップします。

何も食べないのはつらいという人は、**3日間かけて行う週末リセット法**を。左ページに示したように、朝は水、バナナ、ヨーグルト、昼はサラダ、夕食はおかゆにします。ちなみに、おかゆは茶碗1杯でがまんしましょう。

ゆるやか週末リセット法
3日間でゆっくり腸をきれいに

朝食は
水&バナナ&ヨーグルト

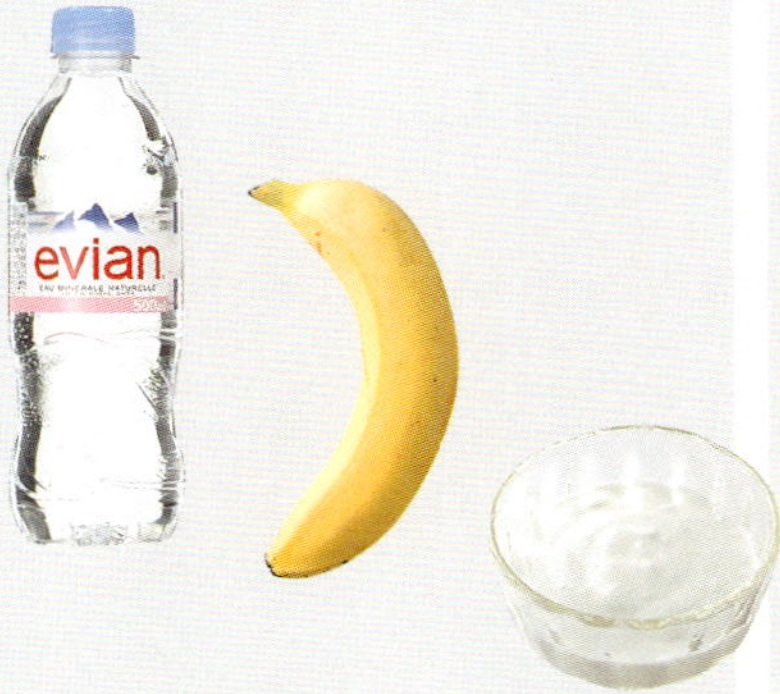

昼食は
サラダ

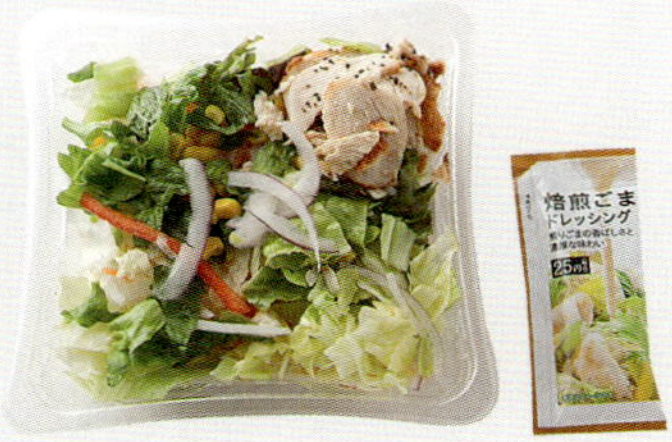

1/2日分の野菜が摂れる蒸し鶏のサラダ（彩りfamimaDELI） 焙煎ごまドレッシング／以上ファミリーマート

夕食は
おかゆ

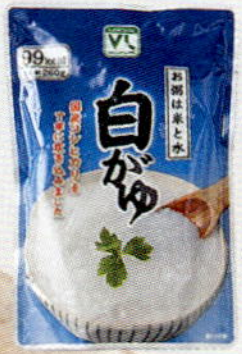

白がゆ
（バリューライン）
／ローソンストア100

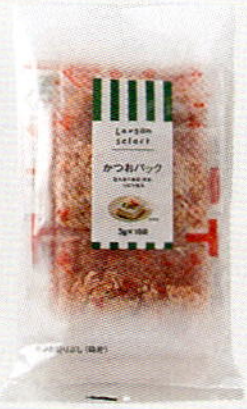

かつおパック
（ローソンセレクト）
／ローソン

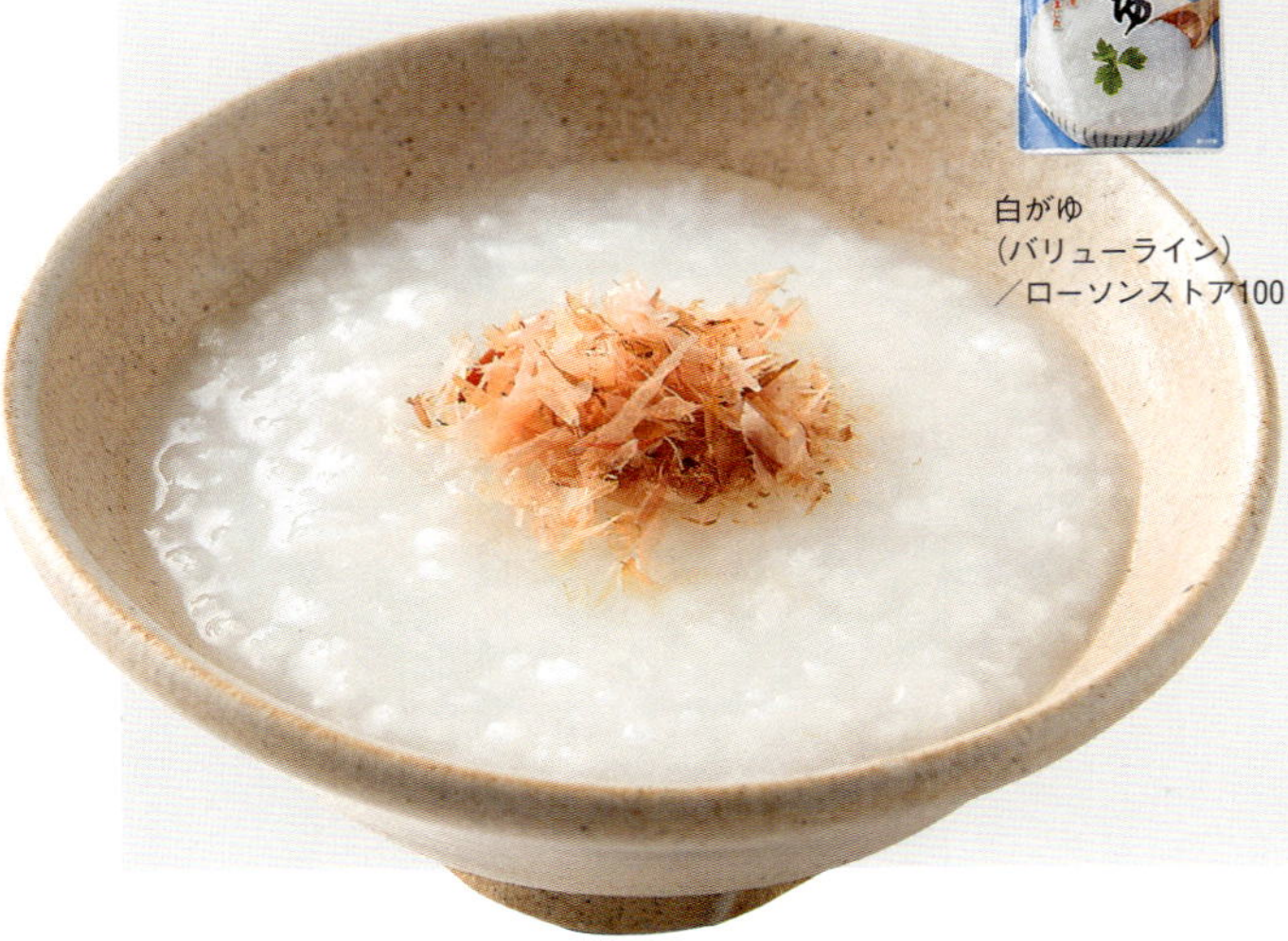

便秘には、規則正しい食事で自律神経のバランスをととのえる

便秘は、**腸のぜん動運動が低下**して、排便が滞っている状態です。ただ、排便のペースは人それぞれ。１日出ないだけで不快感から便秘だと思う人もいれば、３日出なくても平気という人もいます。

便秘かどうかの目安はそうした排便のペースではなく、自覚症状です。排便しても、おなかの張りや違和感、不快感、食欲低下などの**自覚症状があれば便秘**です。

腸のぜん動運動をコントロールしているのは自律神経です。副交感神経が優位なときに、腸のぜん動運動は活発になりますが、ストレスや睡眠不足などで、交感神経のレベルが常に高く、副交感神経が低下している状態が続くと、腸のぜん動運動が起こりにくいため、便秘になるわけです。したがって、便秘解消の最大のポイントは、自律神経のバランスをととのえることです。１日３回の規則正しい食事がその第一歩です。

便秘には、まず、乳酸菌や発酵食品、オリーブオイルをとる

1日3回の食事でまずとりたいのは、乳酸菌や発酵食品です。**乳酸菌は腸内の善玉菌をふやし、**便秘によって悪玉菌がふえた腸内細菌をよい状態に改善します。

発酵食品のおすすめは納豆です。納豆菌や乳酸菌が腸内の善玉菌を活性化し、悪玉菌を弱らせるジピコリン酸という物質も含んでいます。水溶性食物繊維を多く含むので、便をやわらかくする効果もあります。さらに、便の潤滑油をとれば万全。**オリーブオイルなら腸内環境をととのえる**意味でもおすすめです。

発酵食品の例

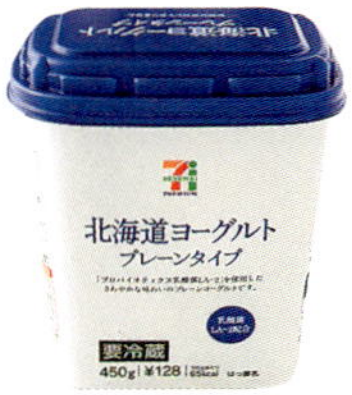

北海道ヨーグルト プレーンタイプ（セブンプレミアム）／セブン-イレブン

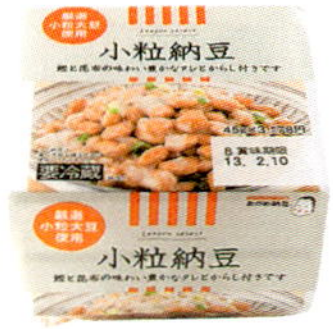

小粒納豆（ローソンセレクト）／ローソン

潤滑油の例

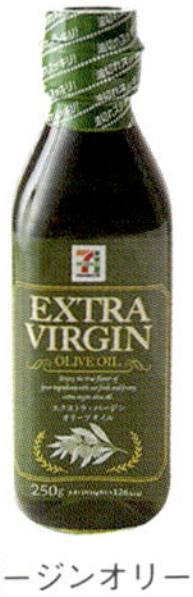

EXバージンオリーブオイル（セブンプレミアム）／セブン-イレブン

便秘には、不溶性食物繊維と水溶性食物繊維をバランスよくとる

便秘の特効薬はいうまでもなく食物繊維です。ただ、便秘中に**不溶性食物繊維をたくさんとると、おなかが張って苦しくなる**ことも。食物繊維の刺激で腸のぜん動運動が起こり、たまっていた便の水分が吸収されるため、便がかたくなってますます出にくくなるからです。

積極的にとりたいのは水溶性食物繊維です。ほとんどが水溶性食物繊維の海藻をはじめ、じゃがいも、山いも、里いも、麦、小麦胚芽や全粒粉入りのパンやシリアルなどがおすすめです。

果物には不溶性・水溶性とも豊富なものが少なくありません。食物繊維の量が多いのは、きんかん、キウイですが、**手軽にとれるのはドライフルーツ**です。プルーン、パパイヤ、あんず、なつめ、いちじく、マンゴーなどがおすすめです。

野菜不足で便秘になっている場合は、不溶性食物繊維をしっかりとりましょう。**バナナ、りんご、こんにゃく、かぼちゃ、たけのこ**もおすすめです。

便秘解消

秘

作戦

その1

コンビニでは食物繊維たっぷりの食品をチョイス

水溶性
食物繊維の多い食品

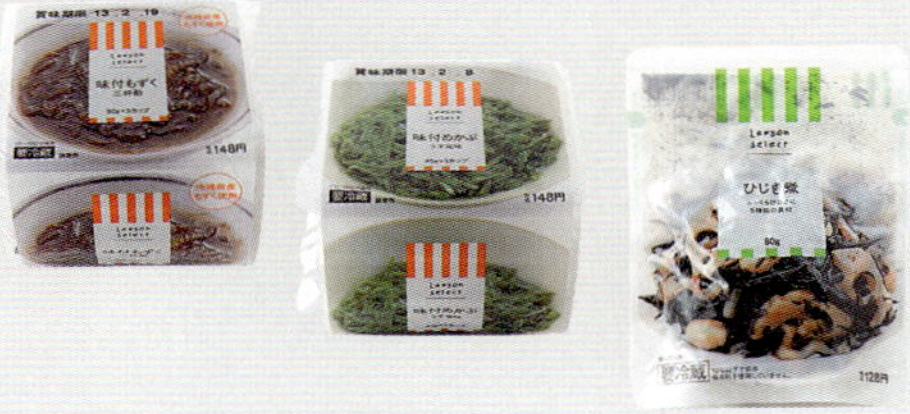

左から、味付もずく三杯酢、味付めかぶうす塩味、ひじき煮（いずれもローソンセレクト）

不溶性
食物繊維の多い食品

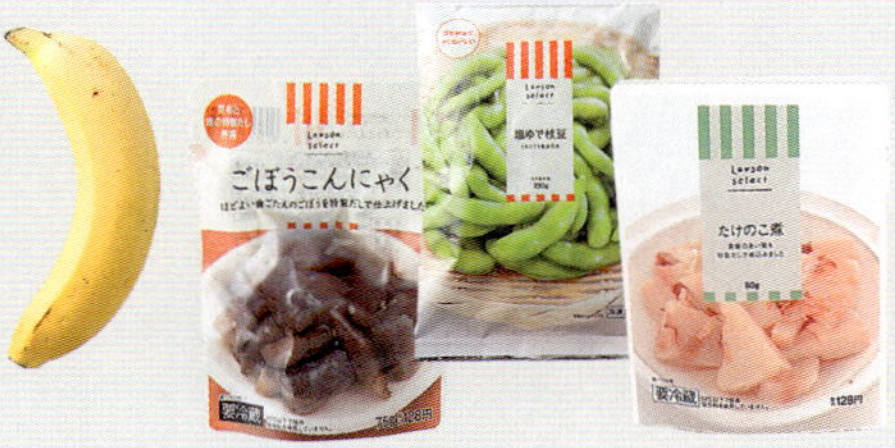

左から、田辺農園バナナ、ごぼうこんにゃく、塩ゆで枝豆、たけのこ煮(いずれもローソンセレクト)

水溶性・不溶性
食物繊維がともに多い食品

左から、カリフォルニアプルーン（ローソンセレクト）、小粒納豆（ローソンセレクト）、ごぼうサラダ、ブランパン〈2個入り〉、麦ごはん（ローソンセレクト）、里芋煮（ローソンセレクト）

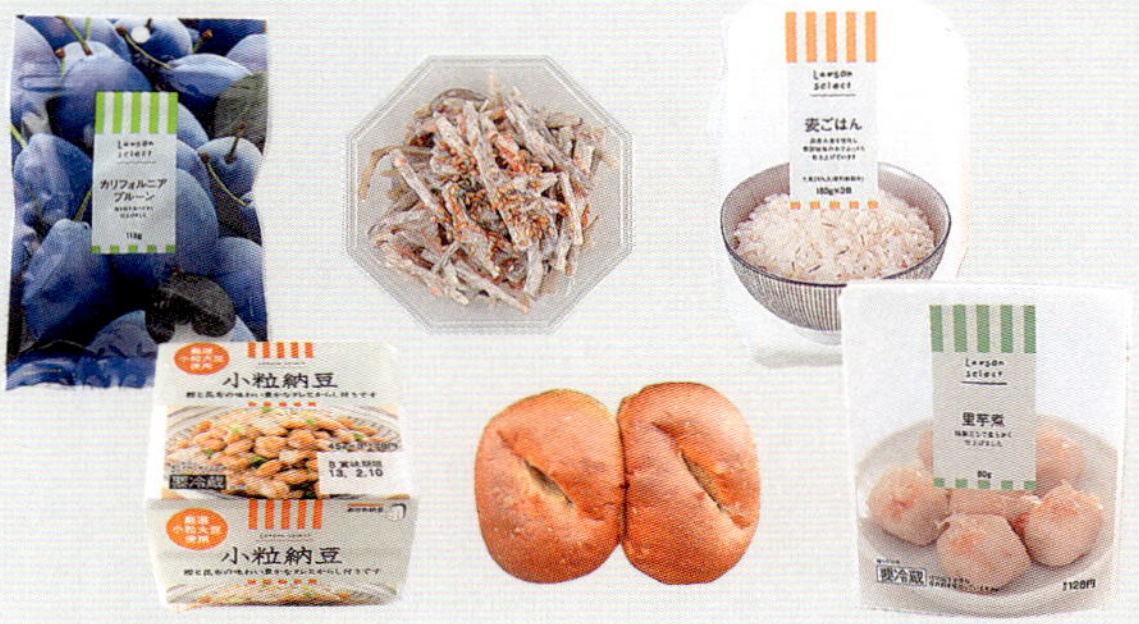

／以上の商品はローソン

便秘解消 秘 作戦 その2

排便を促す トレーニング&マッサージ

トイレでできる “するり”マッサージ

「の」の字マッサージ

便がたまりやすい腸の四隅をマッサージ。体を温めておくとより効果的なので、入浴中に行っても。

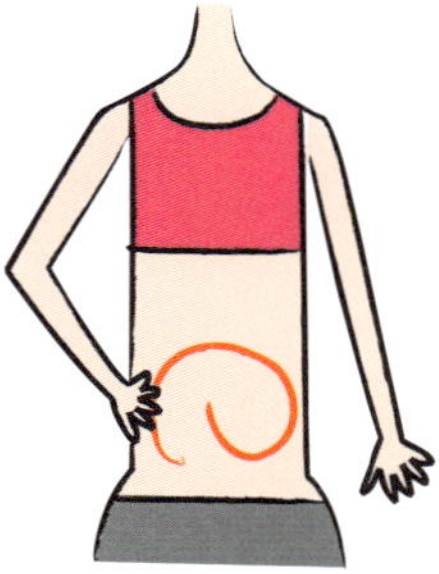

指をそろえて右下腹に当て、右わき腹からあばら骨の下を通って左わき腹、左下腹へと、「の」の字を描くように、じっくりとマッサージする。

前傾肛門ツイスト

肛門括約筋にひねりの刺激を加え、排便を促します。焦らずに、ゆったり気分で行いましょう。

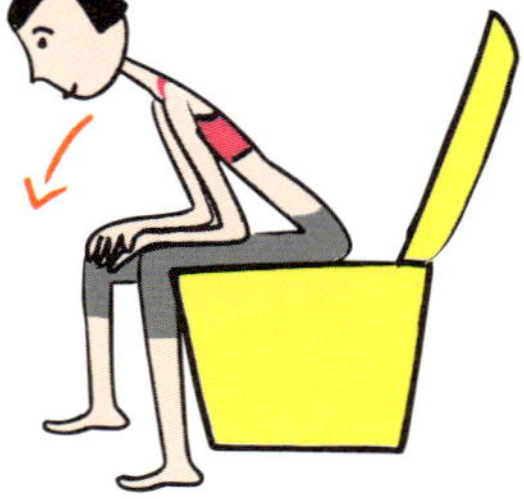

座ったまま、上体を軽く前に倒して、ひじをひざに当てて上体を支えながら、左右にゆっくりひねる。肛門に刺激が加わるよう、角度や向きを工夫する。

排便を促す 肛門トレーニング

またわり

外肛門括約筋や腹筋を鍛えて、押し出す筋力をつけます。夕食後や寝る前に行って翌朝に期待を。

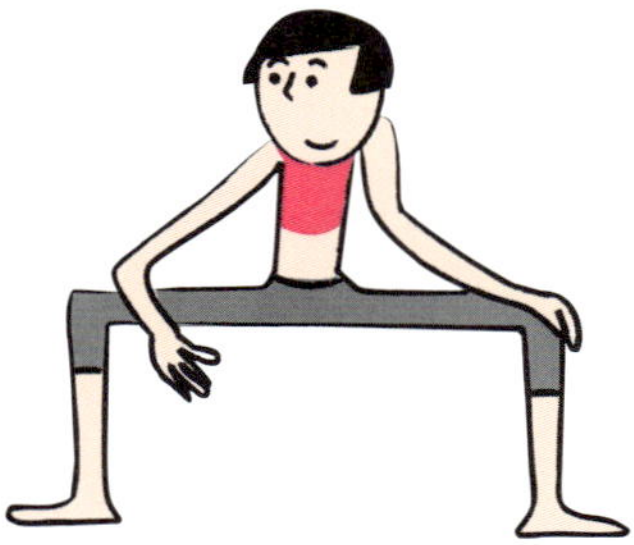

足を大きく開いて腰を深く落とす。ひじか手のひらを太ももに当て、後ろに押しながら股関節を開く。きつければ片側ずつ押して、10〜15秒キープする。

肛門ツイスト

肛門括約筋に刺激を与えて、排便のサインを送るセンサーの機能を高めます。即効性が期待できます。

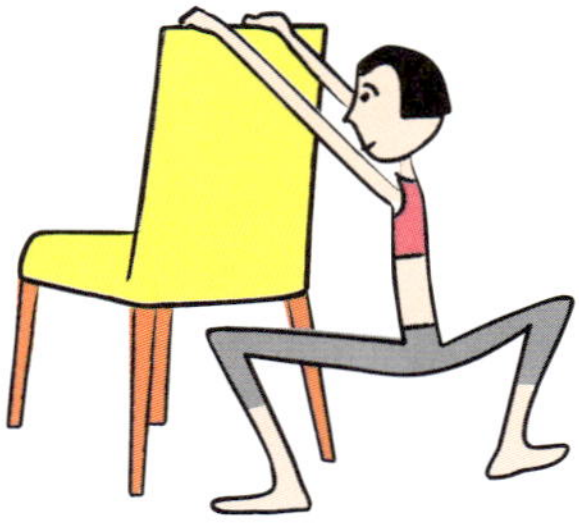

椅子の背もたれなどにつかまって、足を開いて深くしゃがむ。ここまででもよいが、この姿勢のまま、上体を左右にツイストすると、さらに刺激が増す。

下痢のときは水分とミネラルを補給

まず、食事をやめます。下痢のときはミネラルがどんどん失われるので、**ミネラルを含むイオン飲料やゼリー飲料**で水分を補給しましょう。下痢が止まったら、温かいおかゆやスープから食べ始めます。

イオン飲料

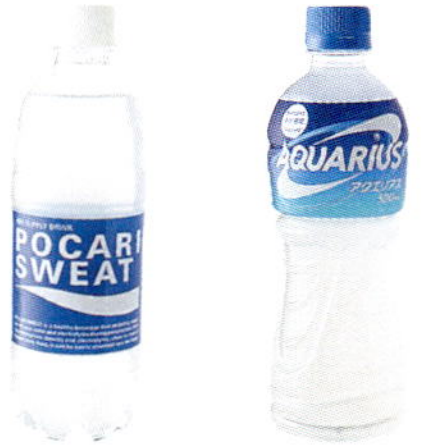

ゼリー飲料

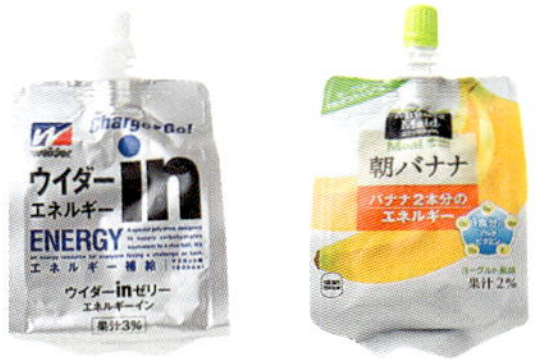

胃の不調には消化のよいものをよくかんで

食事を控え、食欲が出てきたら、消化のよいもの、**油脂や不溶性食物繊維が少ないものを薄味で**食べましょう。おかゆ、うどん、スープ、豆腐や茶碗蒸しなどを、よくかんでゆっくり食べることが大切です。

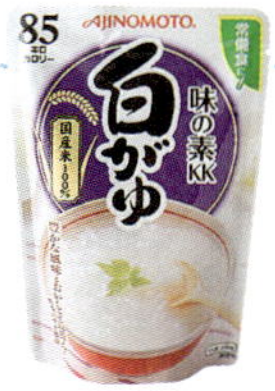

白がゆ

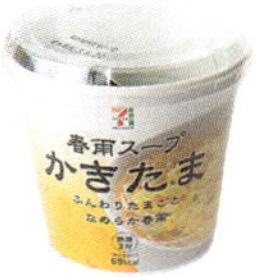

春雨スープ
かきたま
（セブンプレミアム）

絹とうふ
（セブンプレミアム）

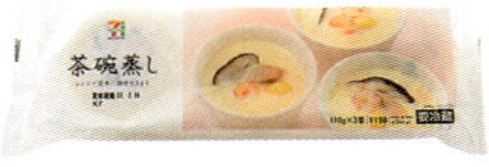

茶碗蒸し
（セブンプレミアム）

／以上の商品はセブン-イレブン

疲労感にはスパイス&ポリフェノール

疲労感が長引くのは、交感神経も副交感神経も低下しているため。早寝早起き、1日3食を厳守します。**自律神経を元気にする**スパイスとポリフェノール満点のカレーがおすすめです。

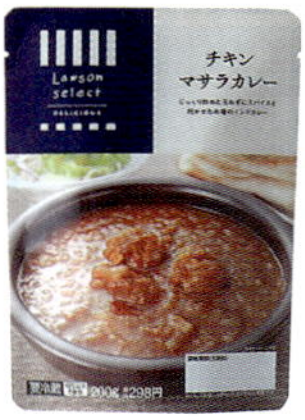

デリシャス
チキンマサラカレー
（ローソンセレクト）

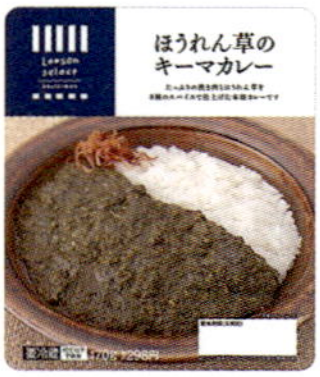

ほうれん草の
キーマカレー
（ローソンセレクト）

／以上の商品はローソン

肌荒れには良質タンパク質と抗酸化ビタミン

副交感神経が低下して末梢の血流が悪くなると肌荒れが起きます。睡眠を十分にとり、良質タンパク質と抗酸化ビタミンの多い緑黄色野菜をたっぷりとって、**副交感神経を活性化**しましょう。

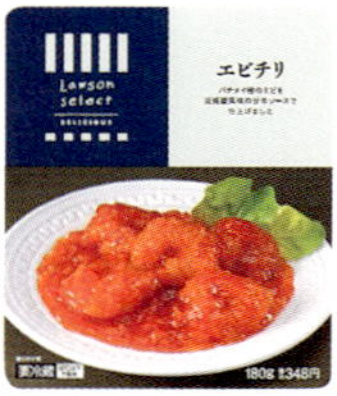

デリシャス エビチリ
（ローソンセレクト）

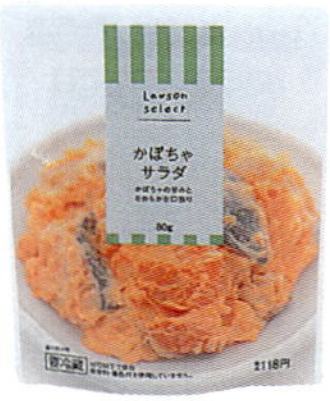

かぼちゃサラダ
（ローソンセレクト）

／以上の商品はローソン

頭痛、首・肩こりには青背魚とポリフェノール

首や肩のこりに頭痛を伴う場合は、自律神経の乱れも一因です。肩甲骨のストレッチ（61ページ）でほぐし、血流を促す不飽和脂肪酸豊富な青背魚やポリフェノール豊富な黒豆をとって、**副交感神経を活性化**しましょう。

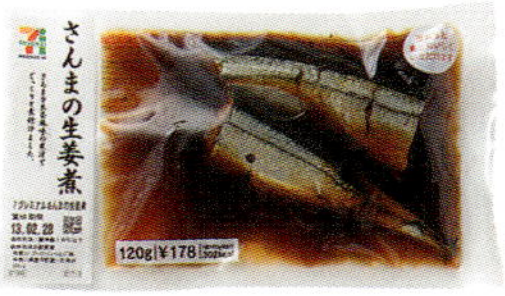

さんまの生姜煮
（セブンプレミアム）

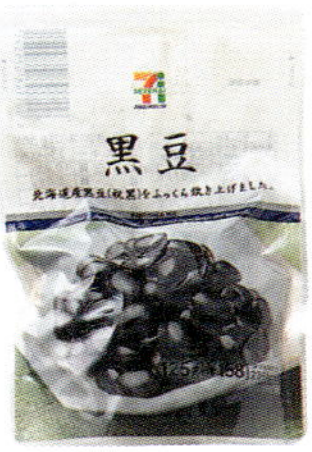

黒豆
（セブンプレミアム）

／以上の商品はセブン-イレブン

イライラにはカルシウム満点の乳製品

交感神経が過剰に高くなっているとイライラします。まず、「1対2の呼吸」（40ページ）で副交感神経を活性化。クリーム煮やチーズたっぷりのグラタンで、**交感神経の興奮を抑える**カルシウムや乳酸菌を補給しましょう。

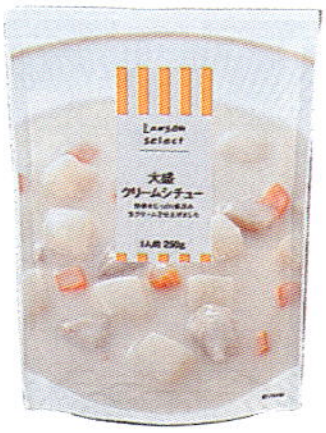

大盛
クリームシチュー
（ローソンセレクト）

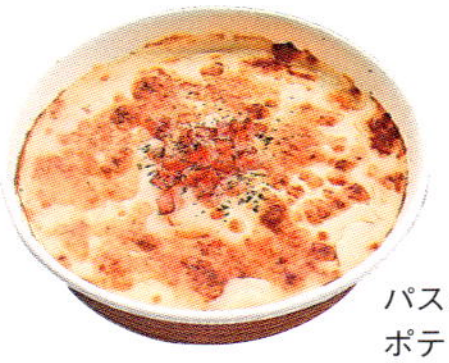

パスタ屋
ポテトグラタン

／以上の商品はローソン

やる気が出ないときは赤身の肉や魚を

やる気が出ないのは交感神経が低下しているため。早寝早起きして朝食をとり、昼食に、**交感神経を活性化する赤身肉や魚**をとりましょう。**酢やみそなどの発酵食品、ポリフェノールの多い赤ワイン**で調味してあれば、効果が長続きします。

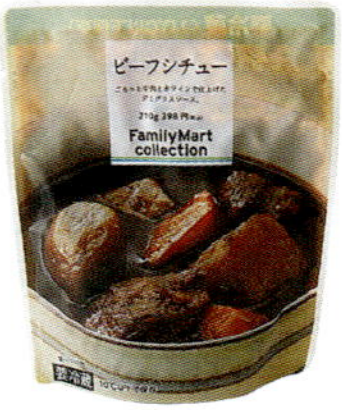

ビーフシチュー（ファミリーマートコレクション）

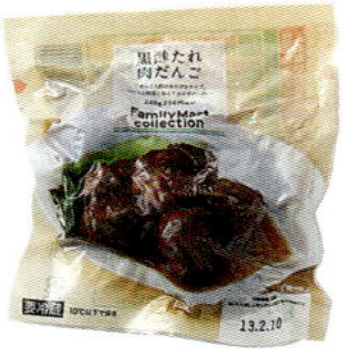

黒酢たれ肉だんご（ファミリーマートコレクション）

／以上の商品はファミリーマート

悩み事解消アドバイス

マッサージで効果アップ

イライラをしずめる手首のタッピング

手首の少し上にある副交感神経のツボを刺激します。手首のシワから指3本分上を、反対の手の人さし指と中指で軽くリズミカルにたたきます。

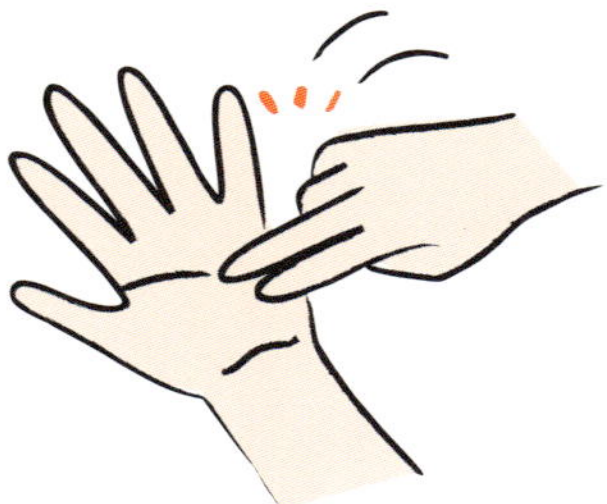

やる気を出す薬指のマッサージ

交感神経を刺激するツボがある薬指の第一関節を、反対の指先で軽くつまみ、やさしくもみます。気持ちよくなるとともに心も活性化します。

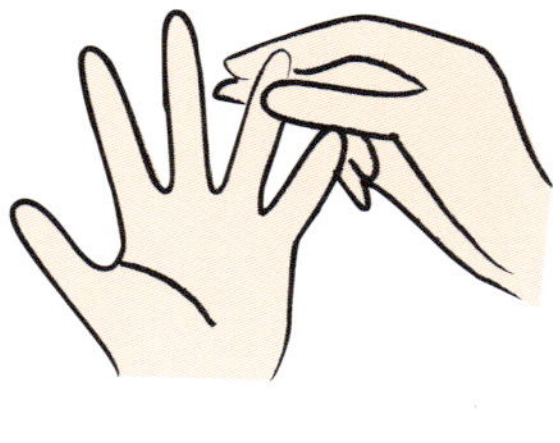

せっかく食べるならコンビニの体によいおやつを！

太りにくいおやつ

まず、炭酸水を。炭酸で腸が刺激されて血流がよくなるので、エネルギー代謝がよくなります。おすすめ食材は、ほぼゼロカロリーで満腹感の得られる寒天。ところてんや低カロリー甘味料を使ったゼリーが安心です。

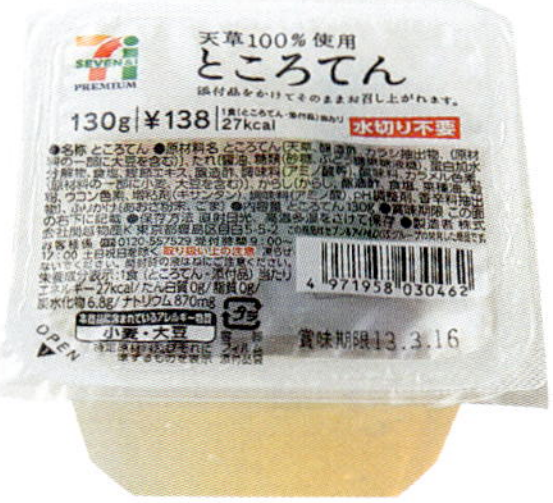

天草100%使用
ところてん
(セブンプレミアム)

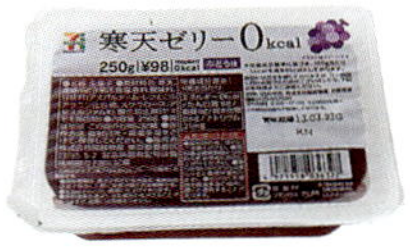

寒天ゼリー
カロリー0 ぶどう味
(セブンプレミアム)

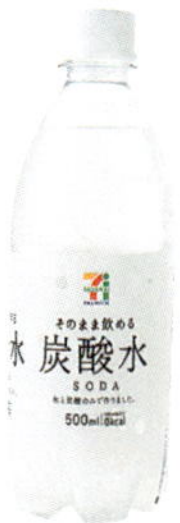

そのまま飲める
炭酸水
(セブンプレミアム)

／以上の商品はセブン-イレブン

脳によいおやつ

おすすめ栄養成分は脳の神経の材料となるオメガ3系脂肪酸のDHAです。魚肉ソーセージやかまぼこで手軽にとれます。ナッツもおすすめ。かみごたえと豊富に含まれる抗酸化ビタミンのEが、脳の血流を促します。

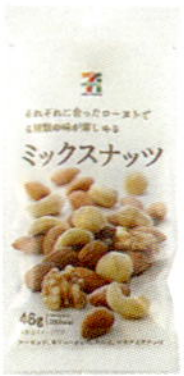

ミックスナッツ
（セブンプレミアム）

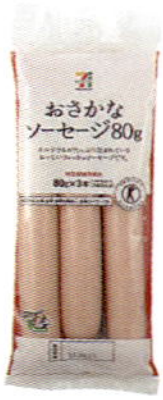

おさかな
ソーセージ
（セブンプレミアム）

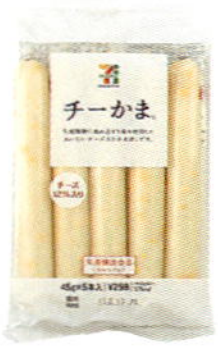

チーかま
（セブンプレミアム）

／以上の商品は
セブン-イレブン

肌によいおやつ

肌も、髪も爪も美しくするには良質タンパク質を。チーズやヨーグルトなら、腸内環境をととのえる乳酸菌もとれて一挙両得。コラーゲンの生成に必要なビタミンCの豊富な柑橘類やベリー類を添えれば完璧です。

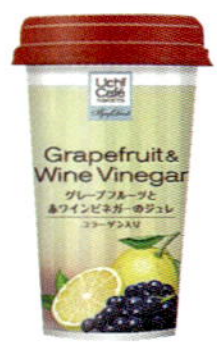

グレープフルーツと
赤ワインビネガーの
ジュレ
（ウチカフェスイーツ
マイカップドリンク）

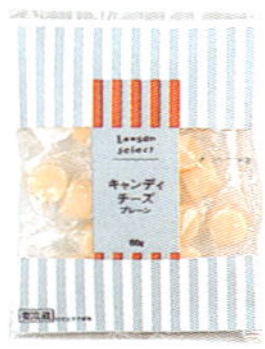

キャンディチーズ
プレーン
（ローソンセレクト）

／以上の商品はローソン

目によいおやつ

目の網膜や角膜、粘膜の機能を守り、視力の維持や目のうるおいを保つ働きもあるビタミンAをとりましょう。レバーやうなぎなど動物性食品に豊富ですが、おやつなら、卵や牛乳、乳製品が手軽です。

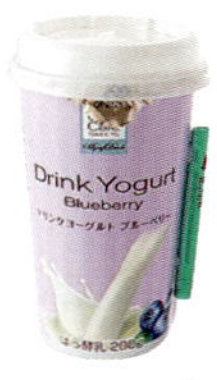

ドリンクヨーグルト
ブルーベリー
（ウチカフェスイーツ
マイカップドリンク）

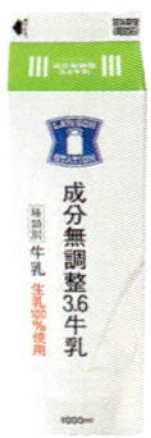

成分無調整3.6牛乳
（ローソンセレクト）

／以上の商品はローソン

第4章

組み合わせるだけ!!こんなに簡単!!バランス夕食

＋5分軽食・おつまみ

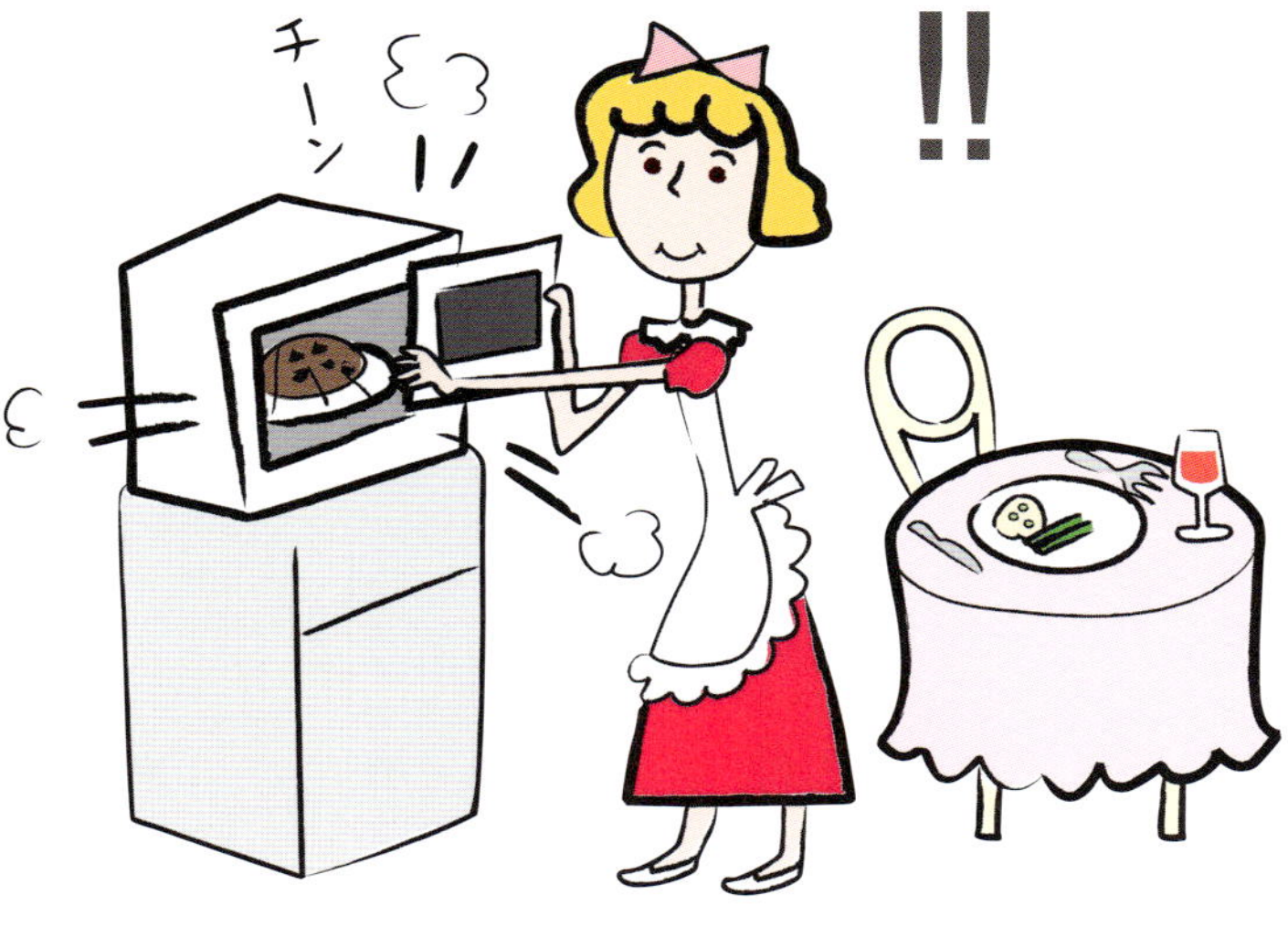

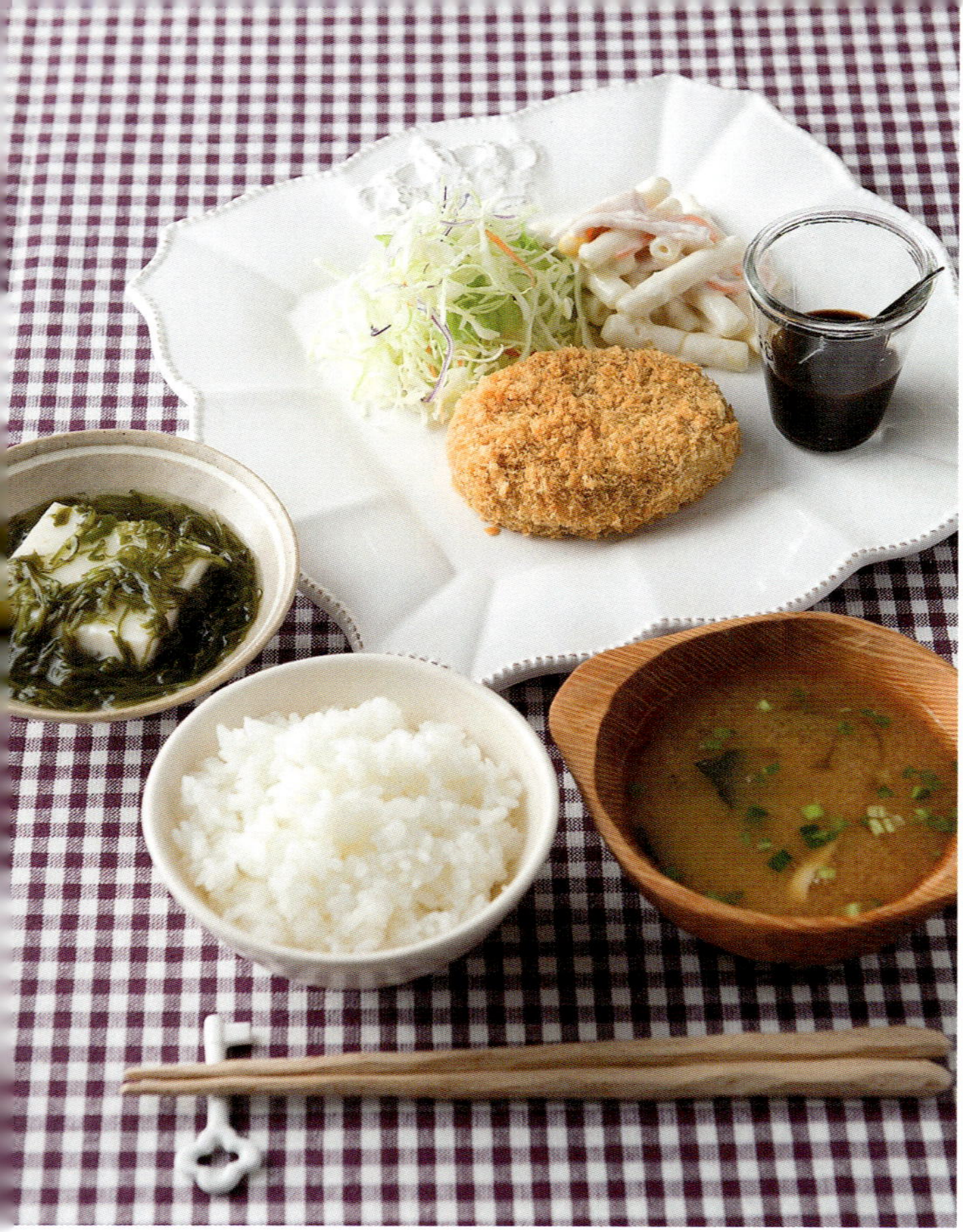

そのまんま組み合わせ コロッケの献立

サラダと盛り合わせて豆腐料理を添えれば、コロッケ1個でも大満足。

わかめとねぎのみそ汁

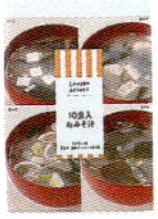

10食入おみそ汁（ローソンセレクト）…1食分

ごはん

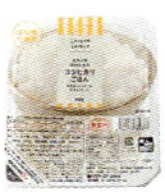

南魚沼産コシヒカリごはん（ローソンセレクト）…1食分

めかぶやっこ

材料（1人分）

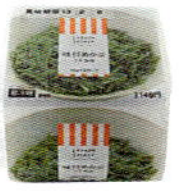

味付めかぶ うす塩味（ローソンセレクト）…1パック

きぬ豆腐（ローソンセレクト）…¼丁

＋ 酢 … 少々

作り方

豆腐を切って器に盛り、味付めかぶを調味液ごとかけ、酢を振る。

コロッケとサラダの盛り合わせ

材料（1人分）

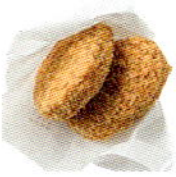

ごろごろ男爵の牛肉コロッケ … 1個

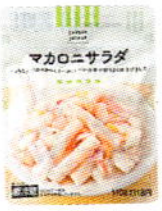

マカロニサラダ（ローソンセレクト）… ½パック

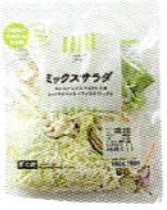

ミックスサラダ（ローソンセレクト）… ¼袋

＋ とんかつソース … 適量

／以上の商品はローソン

そのまんま組み合わせ フライドチキンの献立

発酵食品と根菜の煮物を添えて、腸が喜ぶ健康食に！

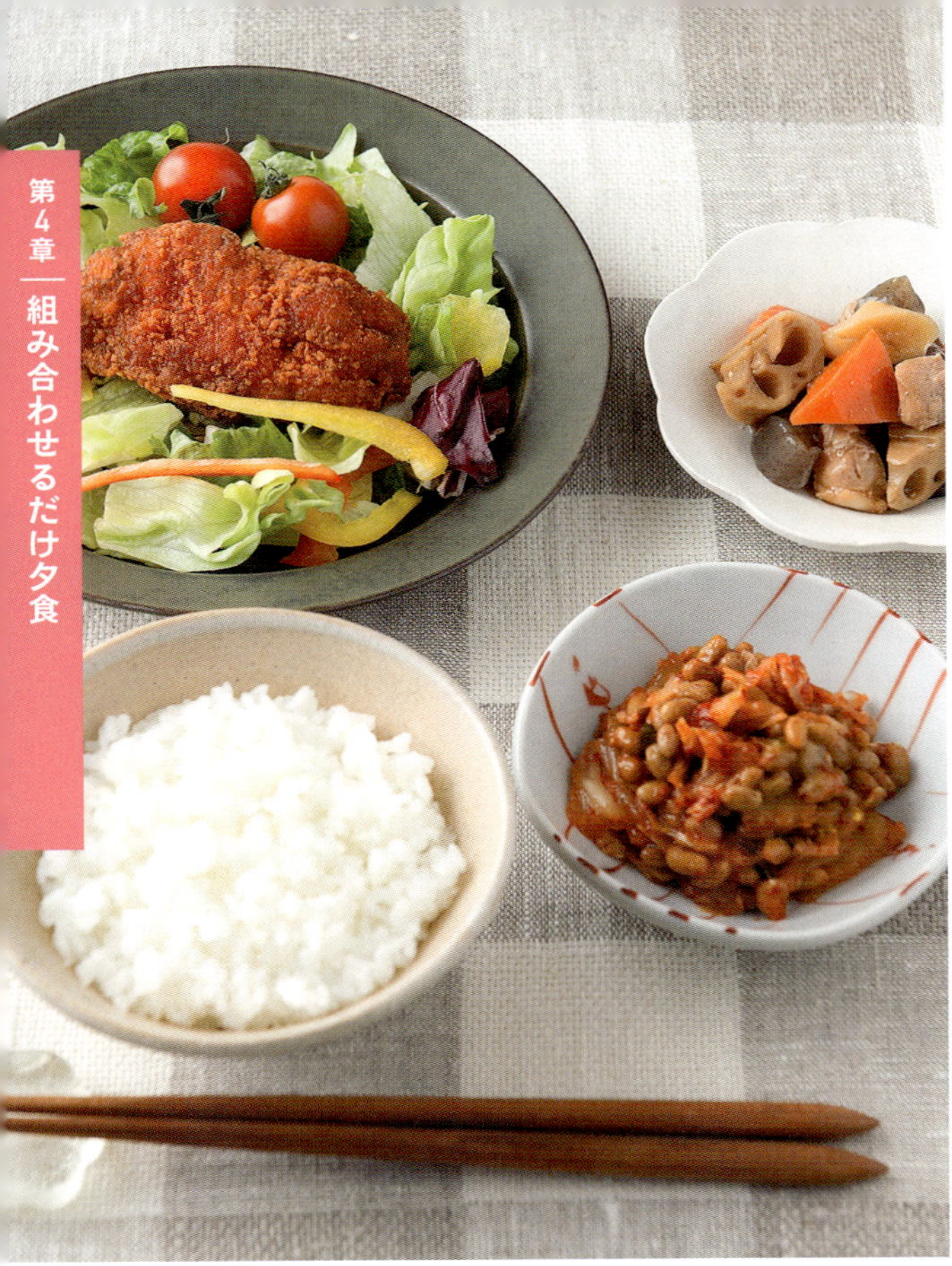

根菜の煮物

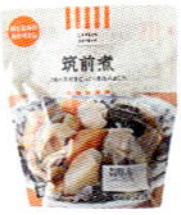

筑前煮
(ローソンセレクト)
…1パック

ごはん

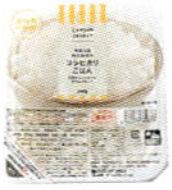

南魚沼産
コシヒカリごはん
(ローソンセレクト)
…1食分

キムチの納豆あえ

材料(1人分)

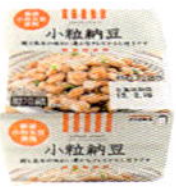

小粒納豆
(ローソンセレクト)
…1パック

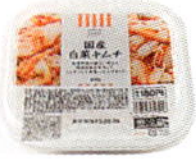

白菜キムチ
(ローソンセレクト)
…⅙パック

作り方

納豆をよくまぜて粘りけを出し、キムチであえて器に盛る。

フライドチキンのサラダ盛り

材料(1人分)

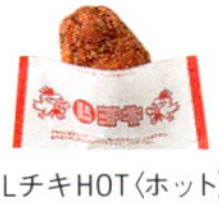

Lチキ HOT〈ホット〉
…1個

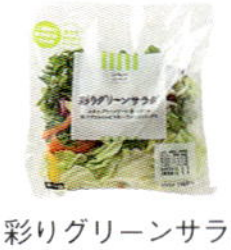

彩りグリーンサラダ
(ローソンセレクト)
…½袋

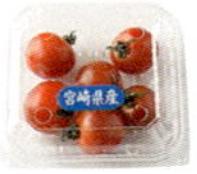

ミニトマト
(ローソンストア100)
…2個

作り方

器にグリーンサラダを広げて盛り、フライドチキンをのせてミニトマトを添える。

／以上の商品はローソン

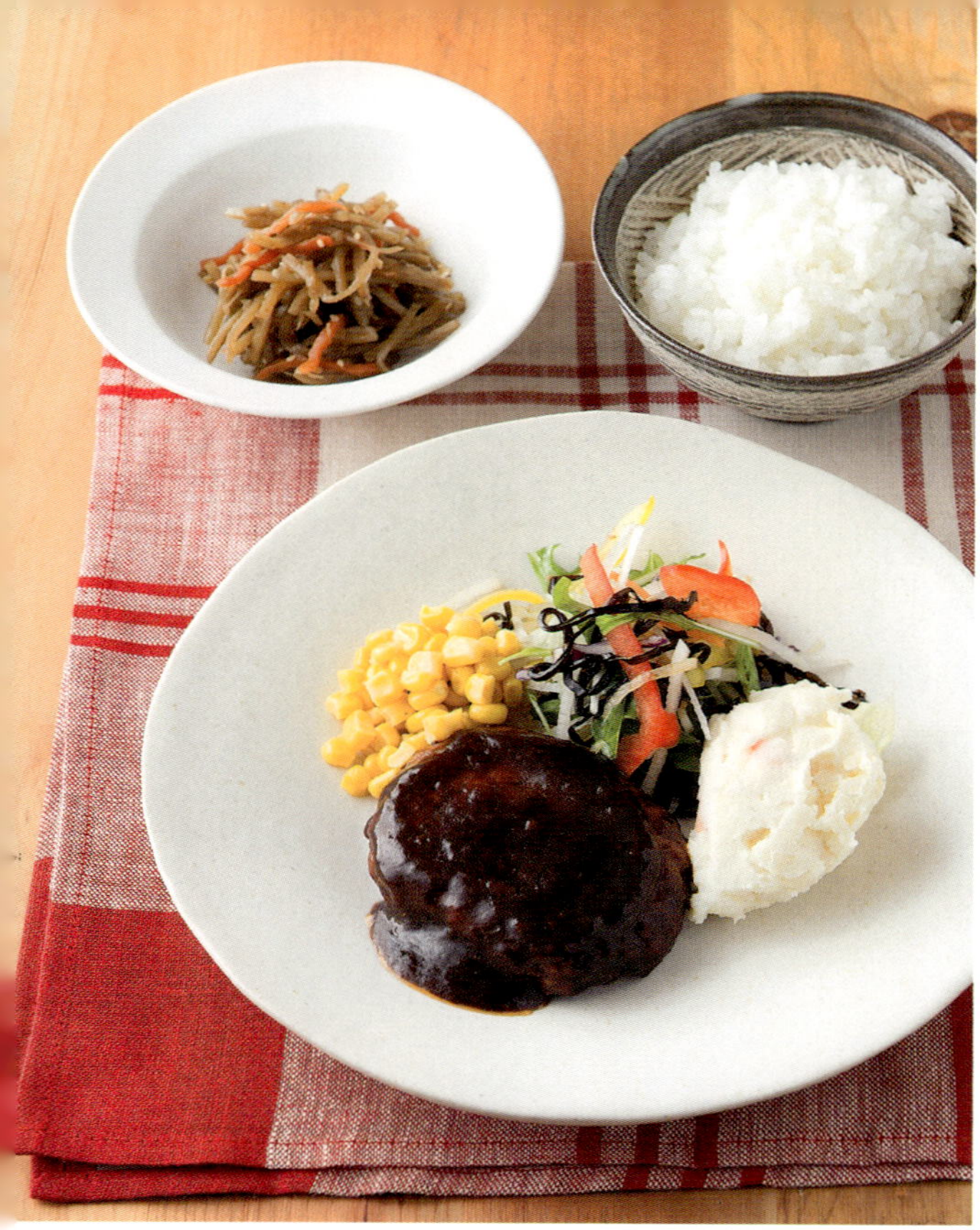

そのまんま組み合わせハンバーグの献立

3色のつけ合わせ野菜を副菜も兼ねてたっぷりと。食物繊維満点のきんぴらは酢を落としてさっぱり味に。

ハンバーグステーキ3色野菜添え

材料（1人分）

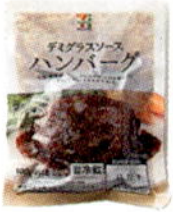

デミグラスソースハンバーグ（セブンプレミアム）…1パック

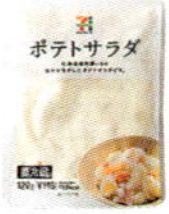

ポテトサラダ（セブンプレミアム）…½パック

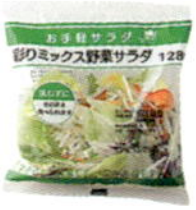

彩りミックス野菜サラダ…½袋

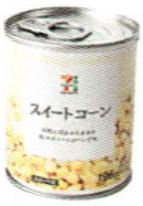

スイートコーン（セブンプレミアム）…大さじ3

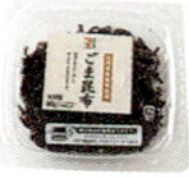

ごま昆布（セブンプレミアム）…大さじ2

＋ バター…小さじ1
塩、こしょう…各少々

作り方

1 コーンは缶汁をきって耐熱皿に入れ、バターをのせて塩、こしょうを振り、ラップをかけて電子レンジ強で30秒加熱し、とり出してまぜる。

2 野菜サラダはボウルに入れ、ごま昆布を加えてあえる。

3 器の向こう側中央に2をこんもり盛り、両わきに1とポテトサラダを添える。ハンバーグを表示どおりに温めて手前に盛る。

ごぼうの酢きんぴら

材料（1人分）

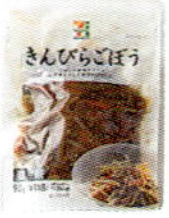

きんぴらごぼう（セブンプレミアム）…½パック

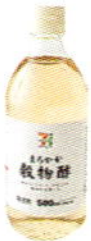

まろやか穀物酢（セブンプレミアム）…少々

作り方

きんぴらごぼうを器にこんもりと盛り、穀物酢を振る。食卓でまぜて食べる。

ごはん

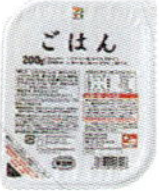

ごはん200g（セブンプレミアム）…1食分

／以上の商品はセブン-イレブン

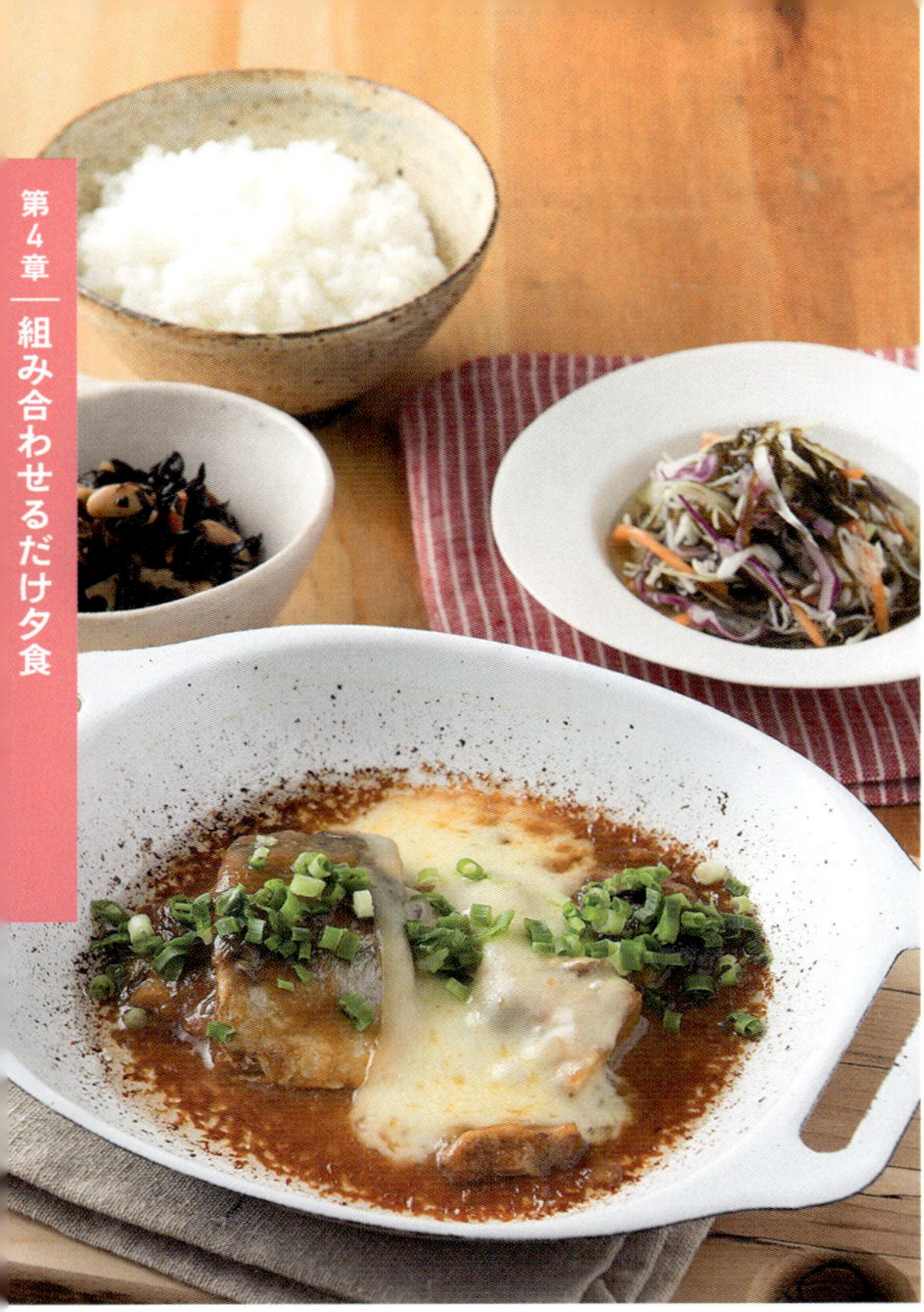

そのまんま組み合わせ さばみそのチーズ焼きの献立

青背魚＋和洋の発酵食品＋海藻は、安らかな睡眠が約束されるゴールデンコンビ。

大豆と根菜入りひじきの五目煮

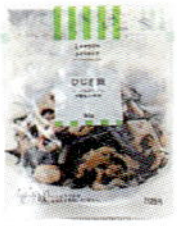

ひじき煮
(ローソンセレクト)
…1パック

ごはん

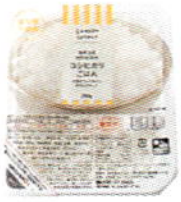

南魚沼産
コシヒカリごはん
(ローソンセレクト)
…1食分

せん切り野菜のもずくあえ

材料（1人分）

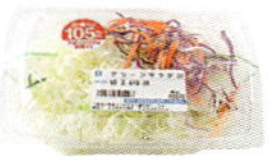

グリーンサラダ
…½パック

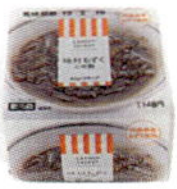

味付もずく 三杯酢
(ローソンセレクト)
…1パック

＋ オリーブオイル
…少々

作り方

グリーンサラダをボウルに入れてもずくを加え、オリーブオイルを振ってあえ、器に盛る。

さばみそのチーズ焼き

材料（1人分）

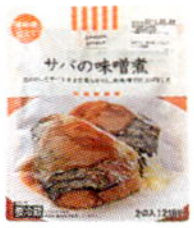

サバの味噌煮
(ローソンセレクト)
… 1切れ

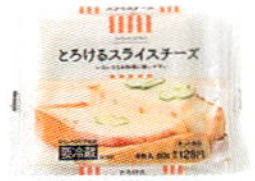

とろける
スライスチーズ
(ローソンセレクト)
… 1枚

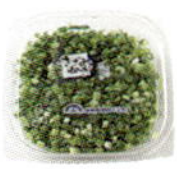

刻みねぎ
… 少々

＋ オリーブオイル
… 少々

作り方

1 耐熱皿にオリーブオイルを薄く塗り、サバの味噌煮を入れて煮汁をかけ、チーズをかぶせる。
2 高温に熱したオーブントースターに入れて5〜6分、チーズがとけるまで焼き、ねぎを散らす。

／以上の商品はローソン

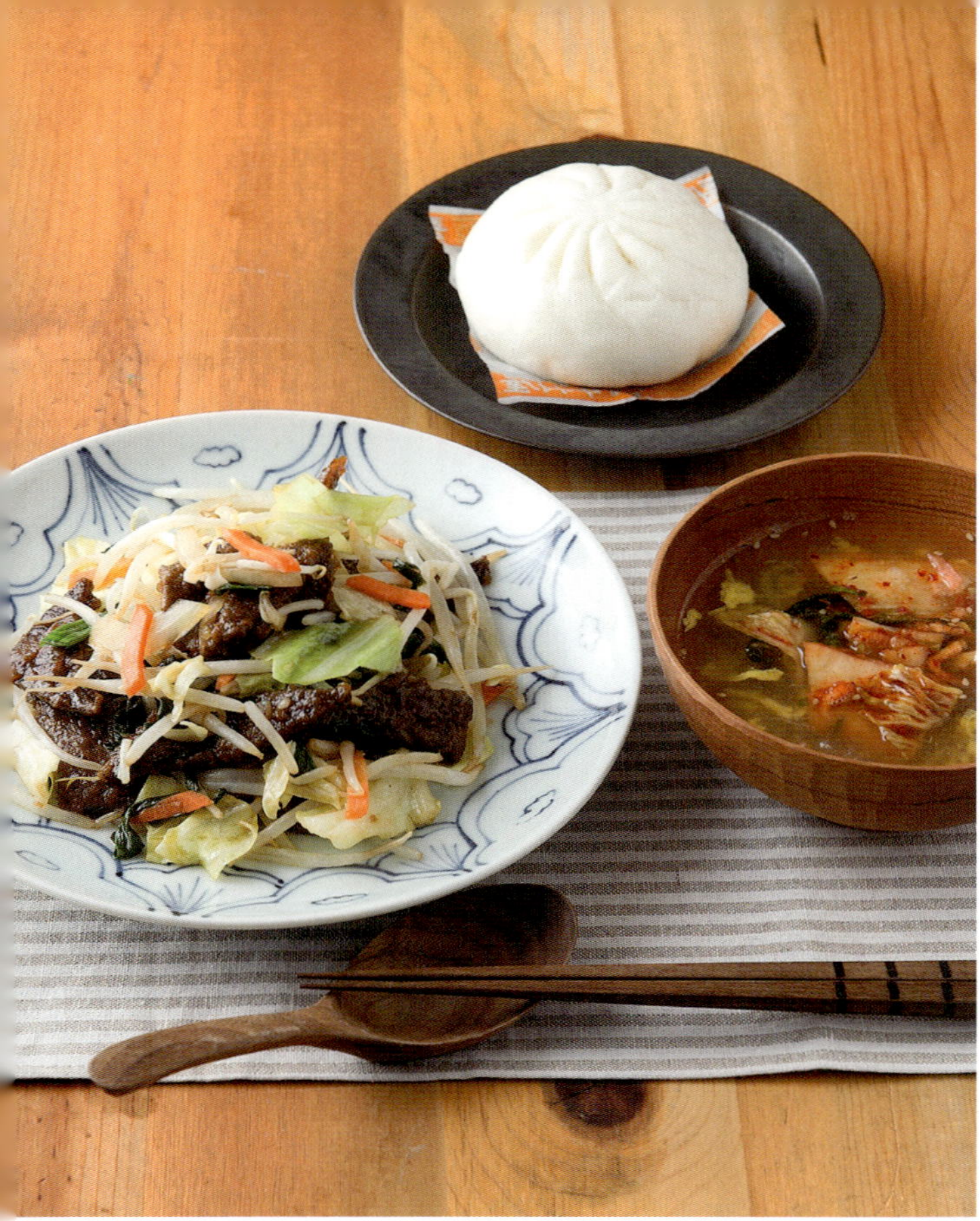

そのまんま組み合わせ レバ野菜いための献立

交感神経を高めるレバーに、
たっぷり野菜とキムチを添えて副交感神経を応援。

肉まん

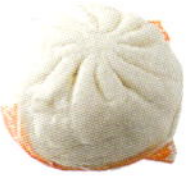

本格ジューシー
肉まん

キムチと春雨のスープ

材料（1人分）

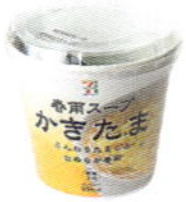

春雨スープ かきたま
（セブンプレミアム）
…1パック

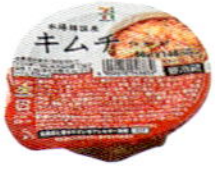

本場韓国産キムチ
（セブンプレミアム）
…少々

作り方

春雨スープに表示どおりの量の湯を入れ、仕上げにキムチを加える。

レバ野菜いため

材料（1人分）

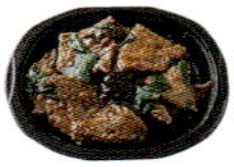

レバーたっぷり！
レバニラ
…1パック

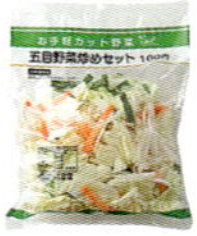

五目野菜炒め
セット
…½袋

作り方

1 耐熱皿に野菜炒めセットを広げ、レバニラをのせ、ラップをかけて電子レンジ強で3分加熱する。
2 全体にまぜ合わせて器に盛る。

／以上の商品はセブン-イレブン

ワンディッシュメニューにも腸のためのもう1品を追加！

どんぶり物やパスタ、中華めんなどを選ぶと、それだけで満足してしまいがちです。もしかしたら、あと1品はスイーツかもしれません。でも、翌朝の体調と便通をよくしたいのなら、もう1品は、副交感神経の働きをよくする緑黄色野菜や海藻を選びましょう。キムチやピクルス、ザーサイなどの発酵漬け物もおすすめです。

デザートがほしいときは、りんごやキウイなど、水溶性食物繊維の多い果物、あるいはヨーグルトがおすすめです。

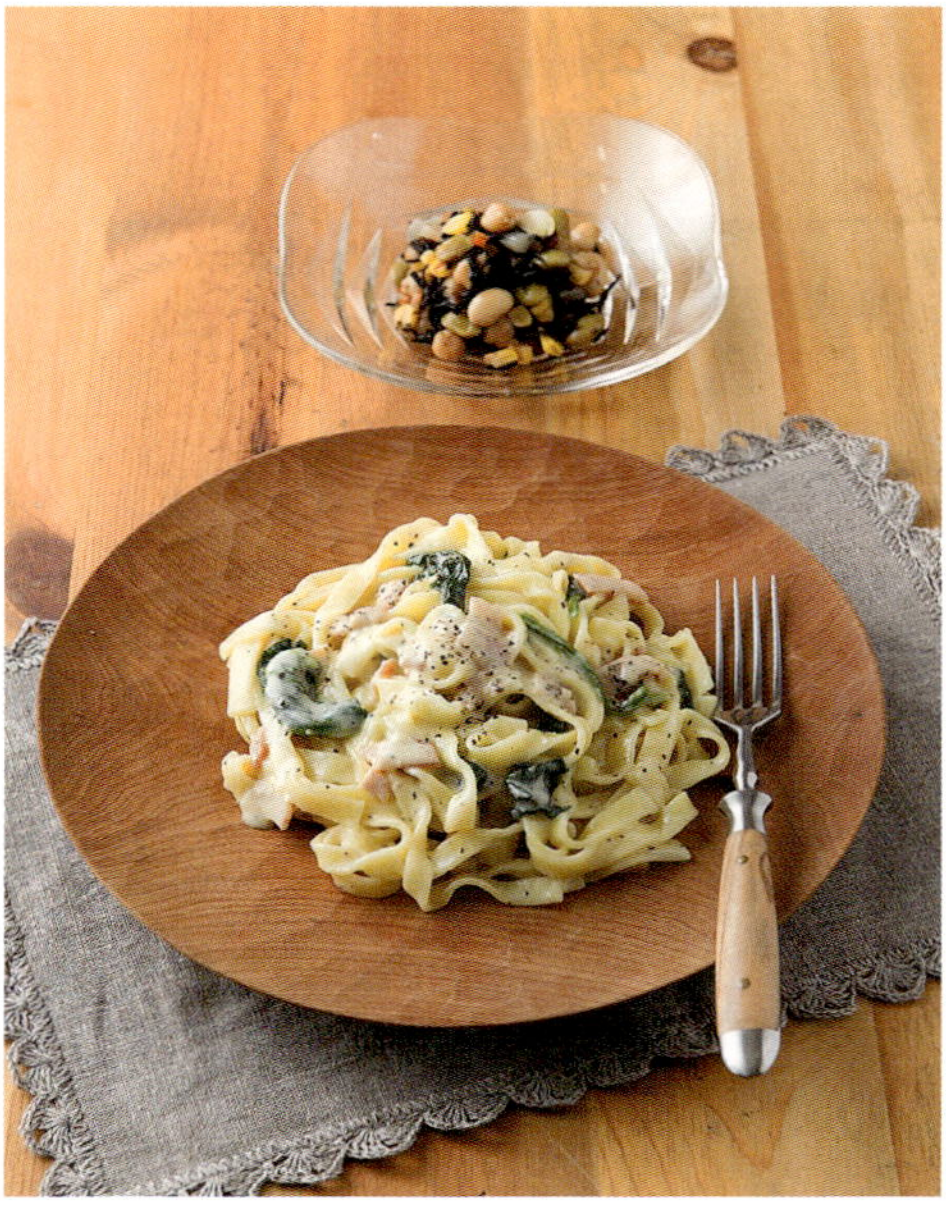

ワンディッシュメニュー

カルボナーラ
フェットチーネ
（ローソンセレクト）

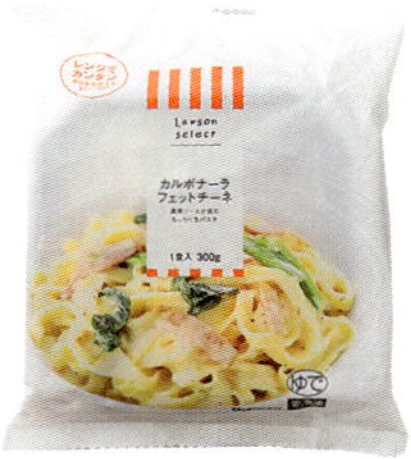

＋もう1品

豆とひじきの
サラダ
（ローソンセレクト）

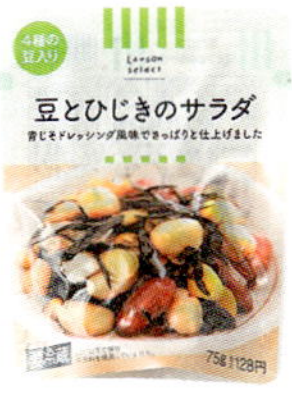

／以上の商品はローソン

遅め夕食でも安心！5分で早うまごはん

残業などで、やむをえず夕食が遅くなってしまった日のヘルプメニューです。ひと手間でできて、温かく、満腹感が得られるわりに、カロリーは控えめ。ただし、就寝時間まで3時間を切ってしまったら、めんやごはんは半分に減らすことをおすすめします。

材料（１人分）

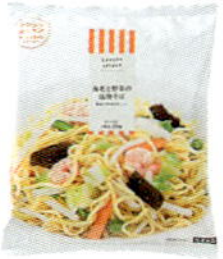

海老と野菜の塩焼きそば（ローソンセレクト）…1袋

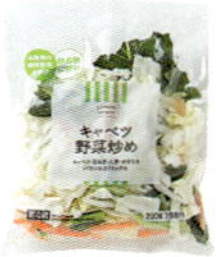

キャベツ野菜炒め（ローソンセレクト）…½袋

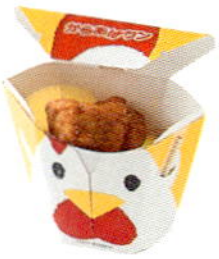

からあげクン〈レギュラー〉…1パック

作り方

1 耐熱皿に塩焼きそばを広げてキャベツ野菜炒めをのせ、ラップをかけて、電子レンジ強で焼きそばの表示時間に２分足して加熱する。

2 まぜ合わせて器に盛り、からあげクンをのせる。

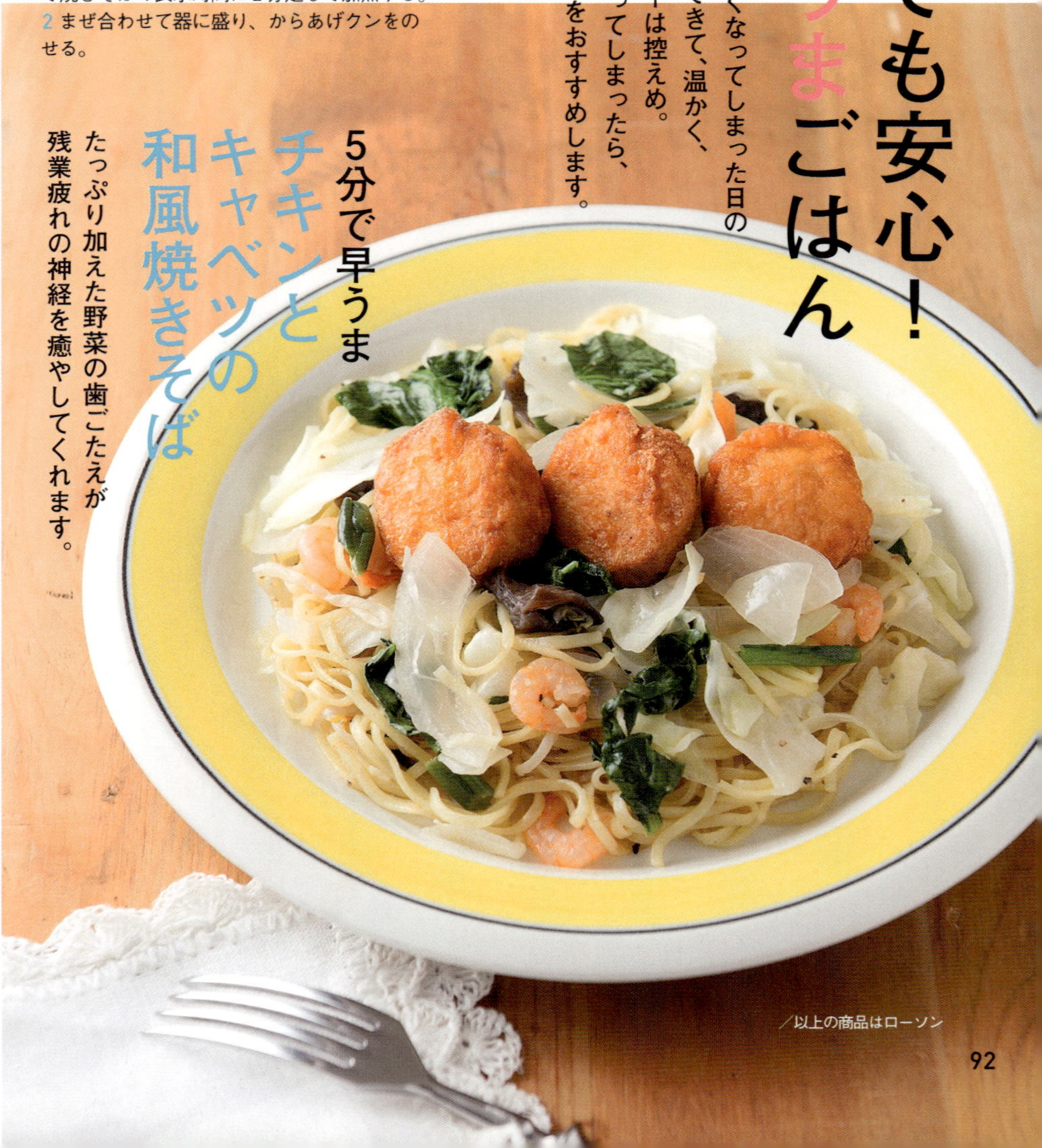

5分で早うま
チキンとキャベツの和風焼きそば

たっぷり加えた野菜の歯ごたえが残業疲れの神経を癒やしてくれます。

／以上の商品はローソン

5分で早うま豆乳うどん

味つけは高菜漬けとかまぼこの塩味だけ。
血圧が心配な人にもおすすめの夜食です。

材料（1人分）

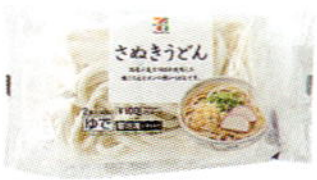

さぬきうどん
（セブンプレミアム）
…1食分

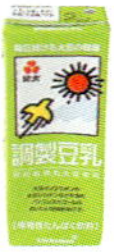

調製豆乳
…小1パック

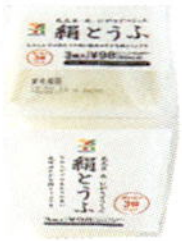

絹とうふ
（セブンプレミアム）
…小1パック

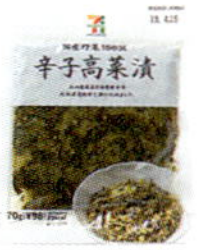

辛子高菜漬
（セブンプレミアム）
…適量

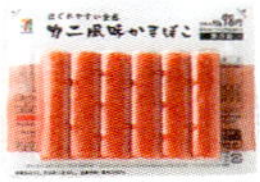

カニ風味かまぼこ
（セブンプレミアム）
…3本

作り方

1 うどんは表示どおり電子レンジで解凍して器に盛る。

2 温めた豆乳を注いでとうふをくずしてのせ、辛子高菜漬とカニ風味かまぼこをのせる。全体によくまぜて食べる。

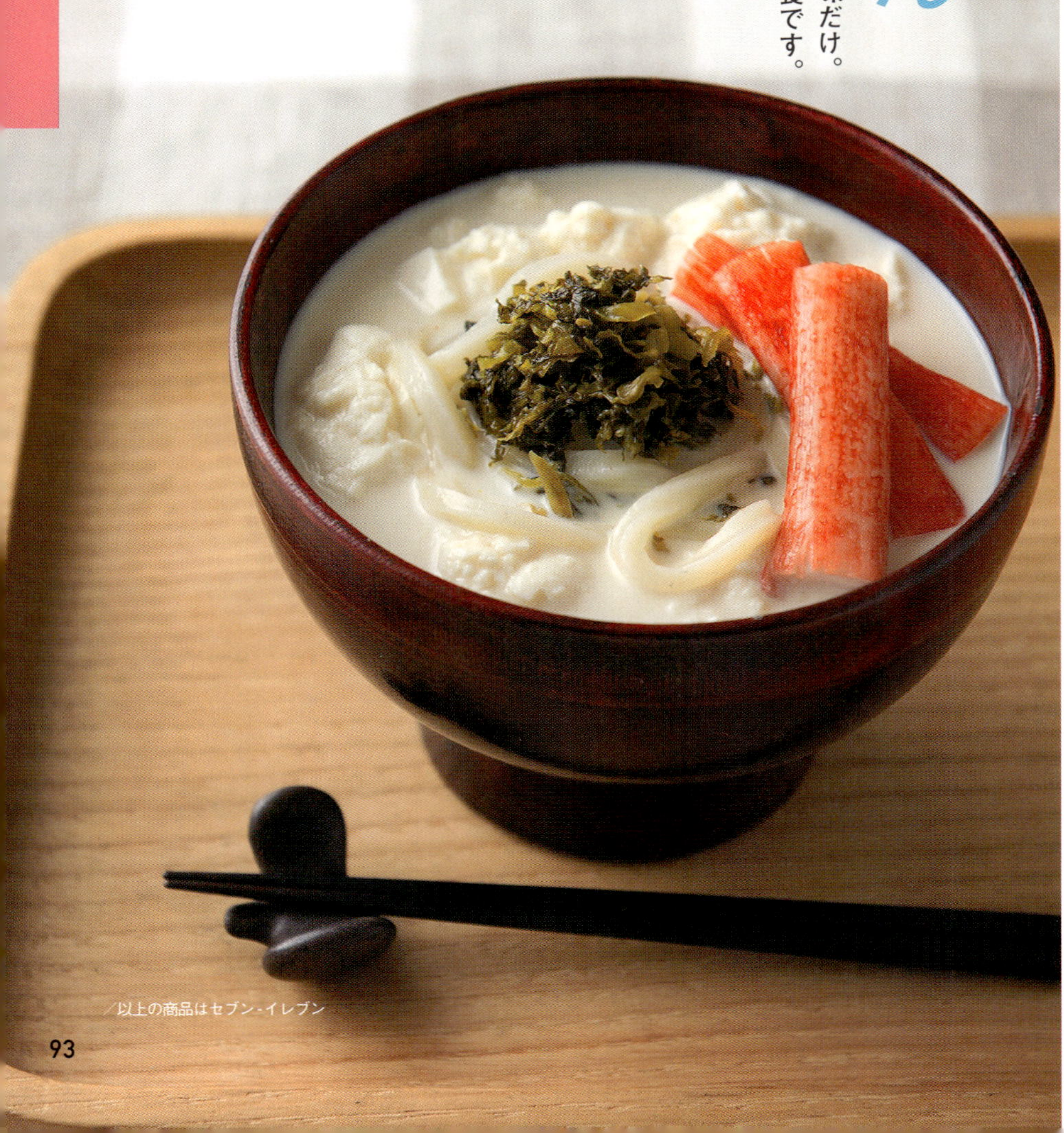

／以上の商品はセブン-イレブン

5分で早うま スープかけごはん

うまみと甘み、香ばしさのまとめ役は生野菜のしゃきしゃき歯ざわりです。

材料（1人分）

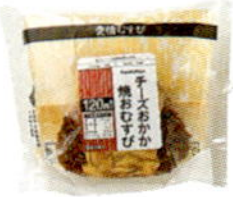

チーズおかか焼おむすび（愛情むすび）…1個

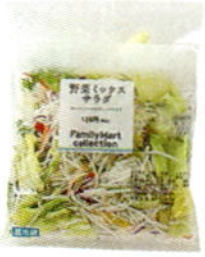

野菜ミックスサラダ（ファミリーマートコレクション）…½袋

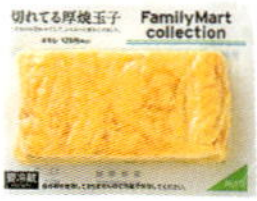

切れてる厚焼玉子（ファミリーマートコレクション）…1切れ

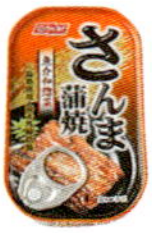

さんま蒲焼…½缶

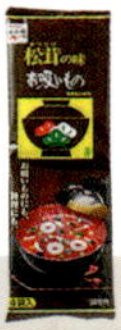

松茸の味お吸いもの…小1袋

作り方

1 器におむすびとミックスサラダを入れ、厚焼玉子とさんまを一口大にちぎってのせる。

2 お吸いものを振りかけ、表示どおりの量の湯を注ぐ。

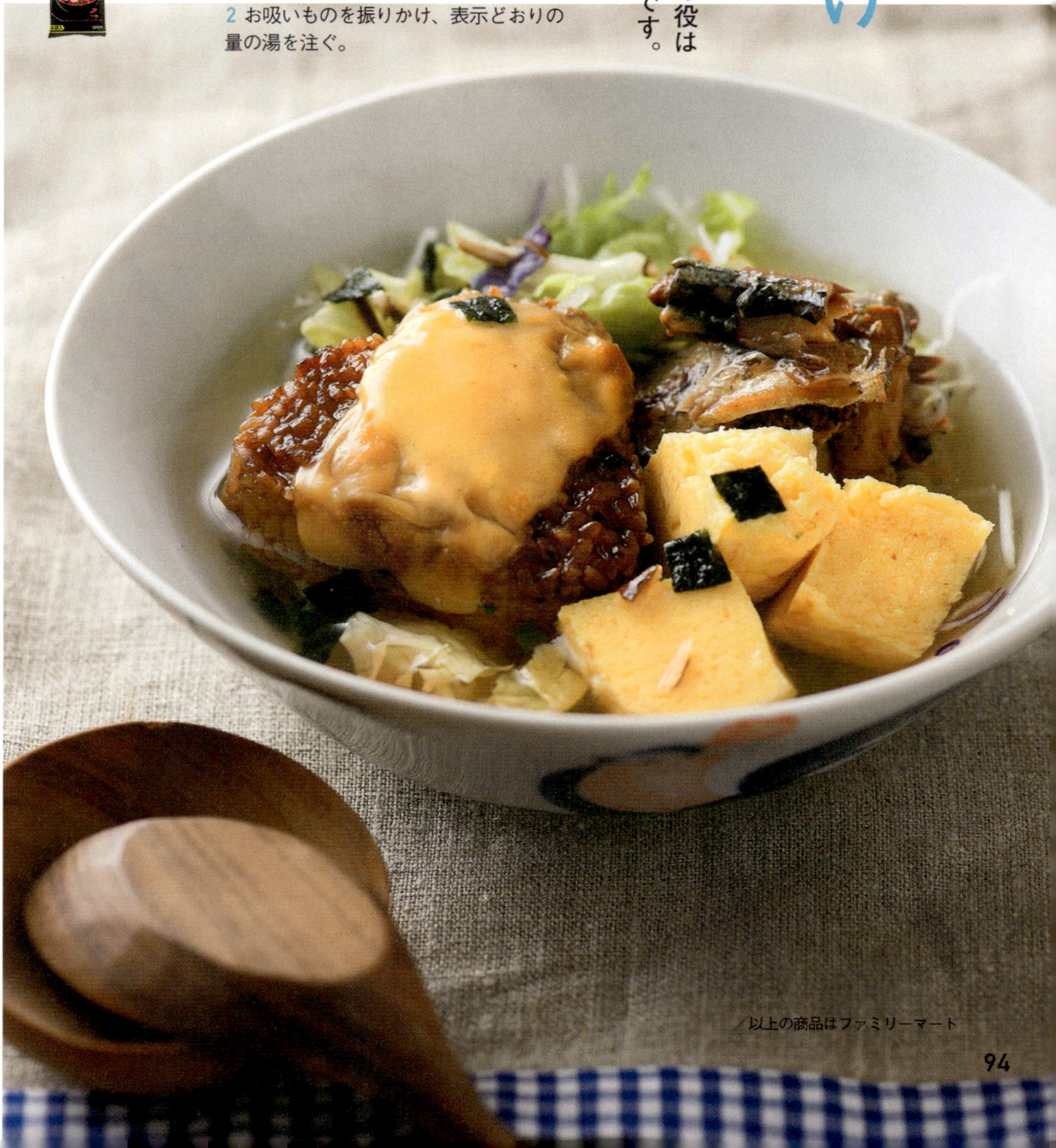

／以上の商品はファミリーマート

5分で早うま のっけめし＆みそ汁

温泉卵に鮭そぼろに、自律神経のための
ネバネバ野菜＆みそ汁がミソです。

材料（1人分）

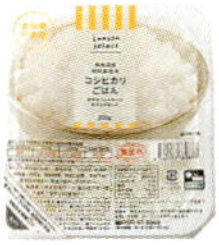

南魚沼産
コシヒカリごはん
（ローソンセレクト）
…適量

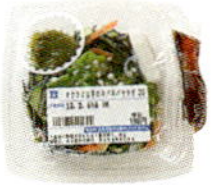

オクラと山芋の
ネバネバサラダ
…1パック

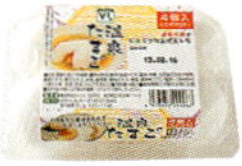

温泉たまご
（ローソン
ストア100）
…1個

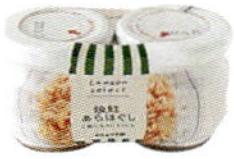

焼鮭あらほぐし
（ローソンセレクト）
… 大さじ3

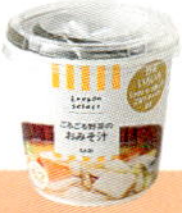

ごろごろ野菜の
おみそ汁
（ローソンセレクト）
…1パック

作り方

1 ごはんを表示どおりに温めて器に盛り、中央をくぼませる。

2 ネバネバサラダに、添付のドレッシングをかけてよくまぜ、ごはんの中央にのせ、温泉たまごを割り落とす。まわりのごはんに、焼鮭を散らす。

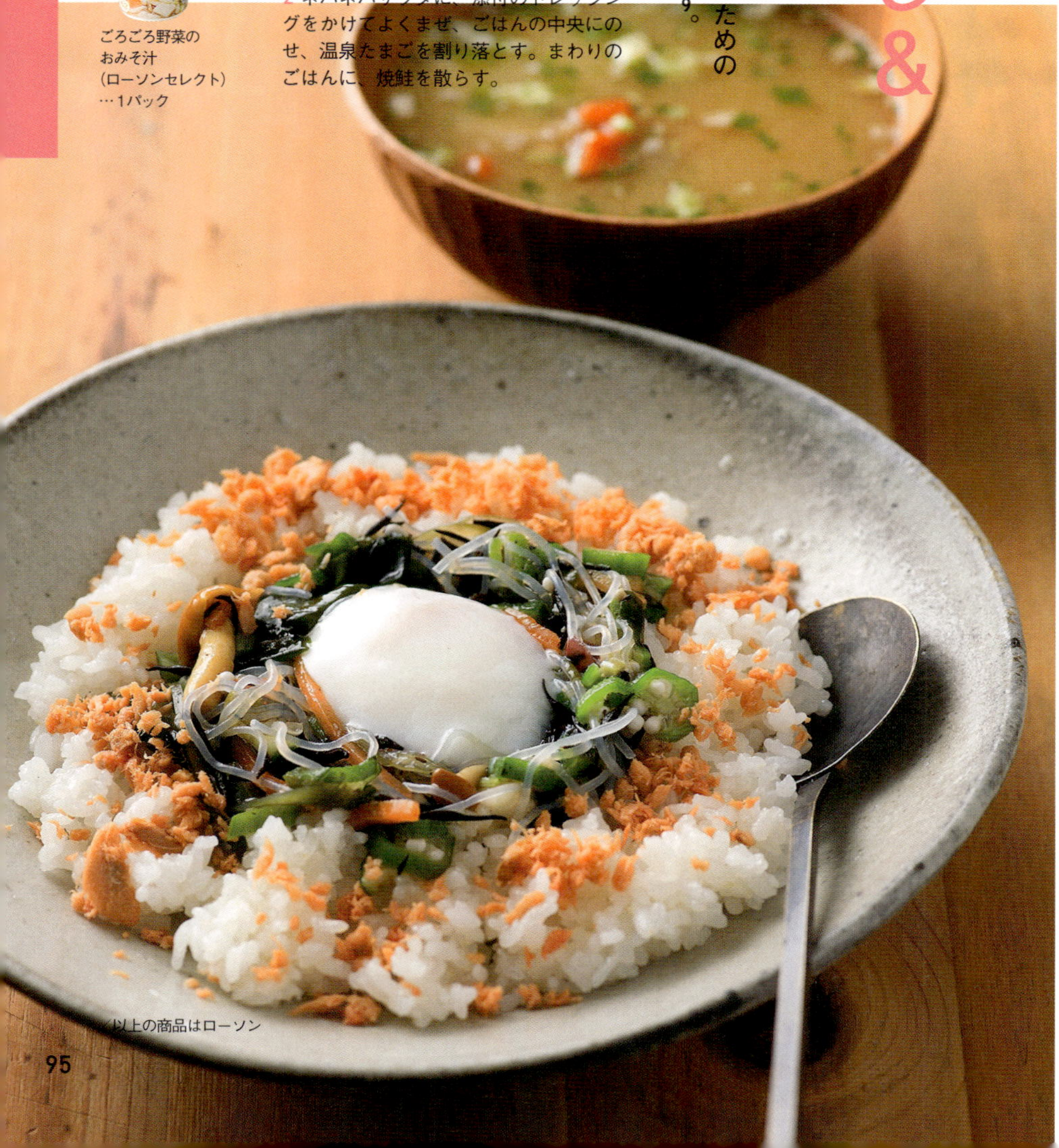

※以上の商品はローソン

コンビニの
ささっとおつまみで
自律神経の
バランスをくずさずに
おいしく健康に飲もう

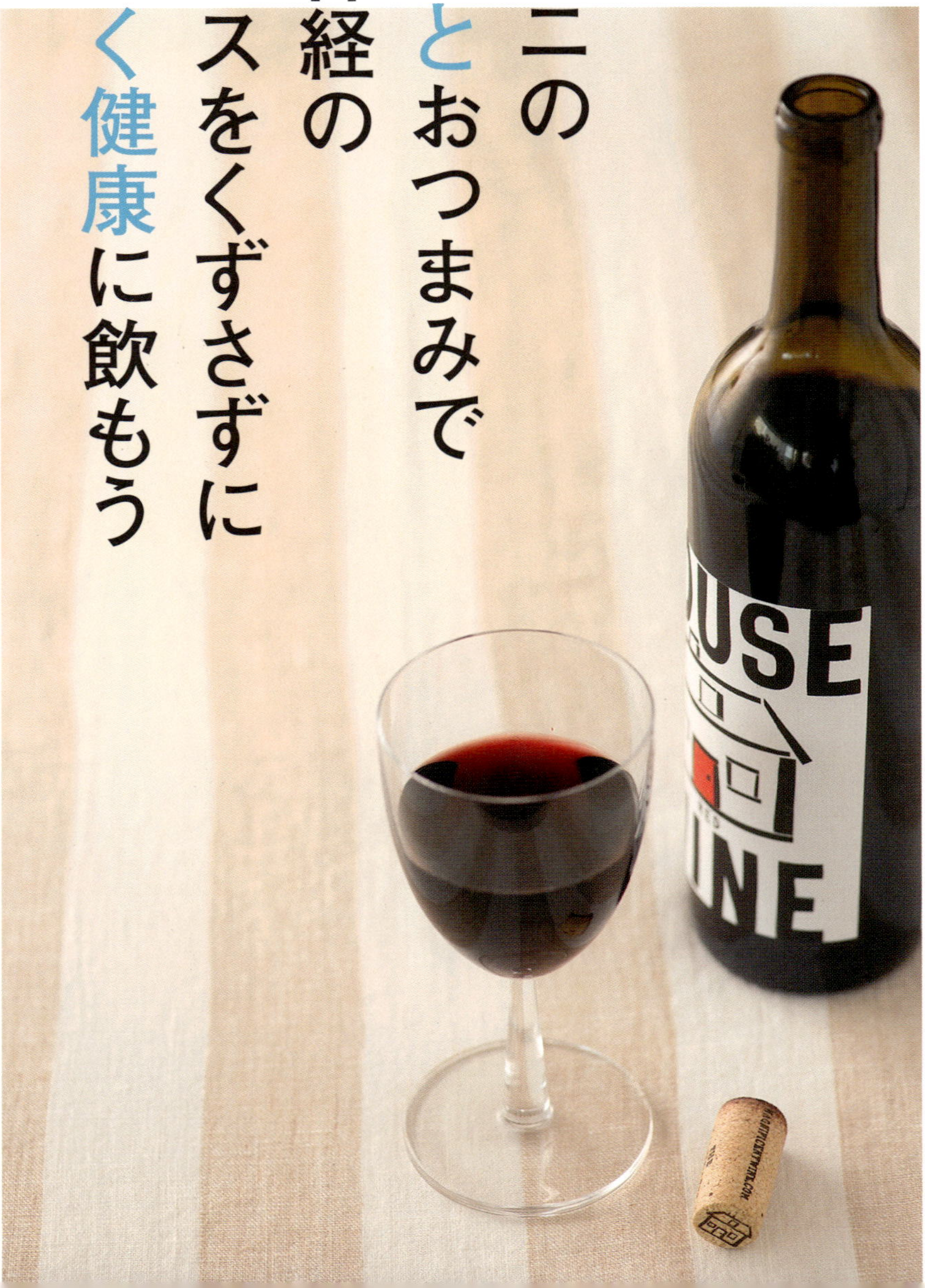

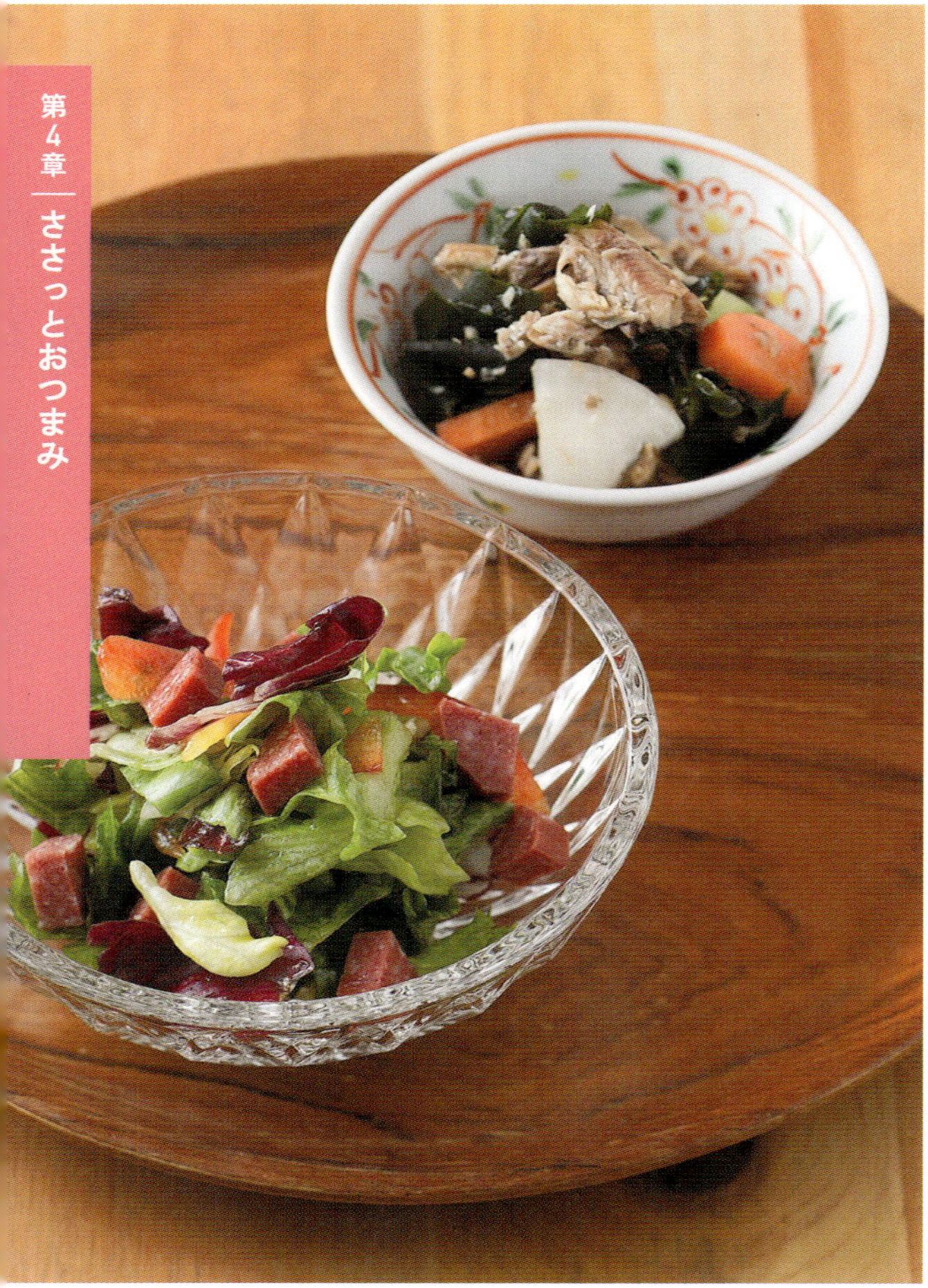

おすすめおつまみ

いわしとわかめの酢の物

青背魚&海藻に、発酵食品の酢も副交感神経を支える応援団

材料（１人分）

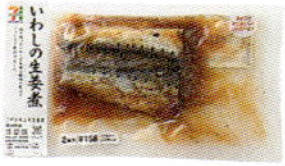

いわしの生姜煮
（セブンプレミアム）
…½パック

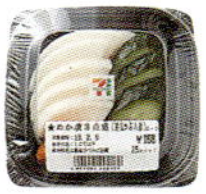

ぬか漬け3点盛
〈胡瓜かぶ人参〉
（セブンプレミアム）
…½パック

三陸産カットわかめ
（セブンプレミアム）
…大さじ1

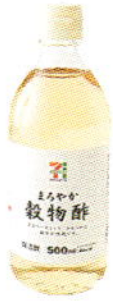

まろやか穀物酢
（セブンプレミアム）
…大さじ1

／以上の商品はセブン-イレブン

作り方

1 ぬか漬けは小さめに切る。カットわかめは水でもどして水けをきる。

2 いわしを大きめにほぐしてボウルに入れ、1を加えて酢を振り、さっとあえて器に盛る。

おすすめおつまみ

レタスとサラミのもみサラダ

オリーブオイルの香りと酢の酸味が腸の元気を支えます

材料（１人分）

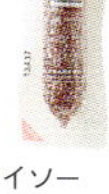

ドライソー
（ローソンセレクト）
…¼本

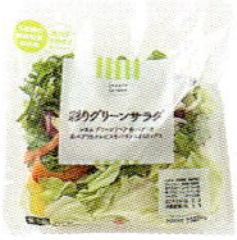

彩りグリーンサラダ
（ローソンセレクト）
…½袋

＋
オリーブオイル…小さじ1
酢…小さじ1
塩、こしょう…各少々

作り方

1 ドライソーは縦4つ割りにして端から5mm厚さに切る。

2 ボウルに1とグリーンサラダを合わせ、オリーブオイル、酢、塩、こしょうを振り、手でしっかりもんで味をなじませ、器にふんわりと盛る。

／以上の商品はローソン

おすすめおつまみ

たけのこのチーズ焼き

食物繊維満点、しかも
低カロリーのたけのこ&チーズは
ワインにもぴったり

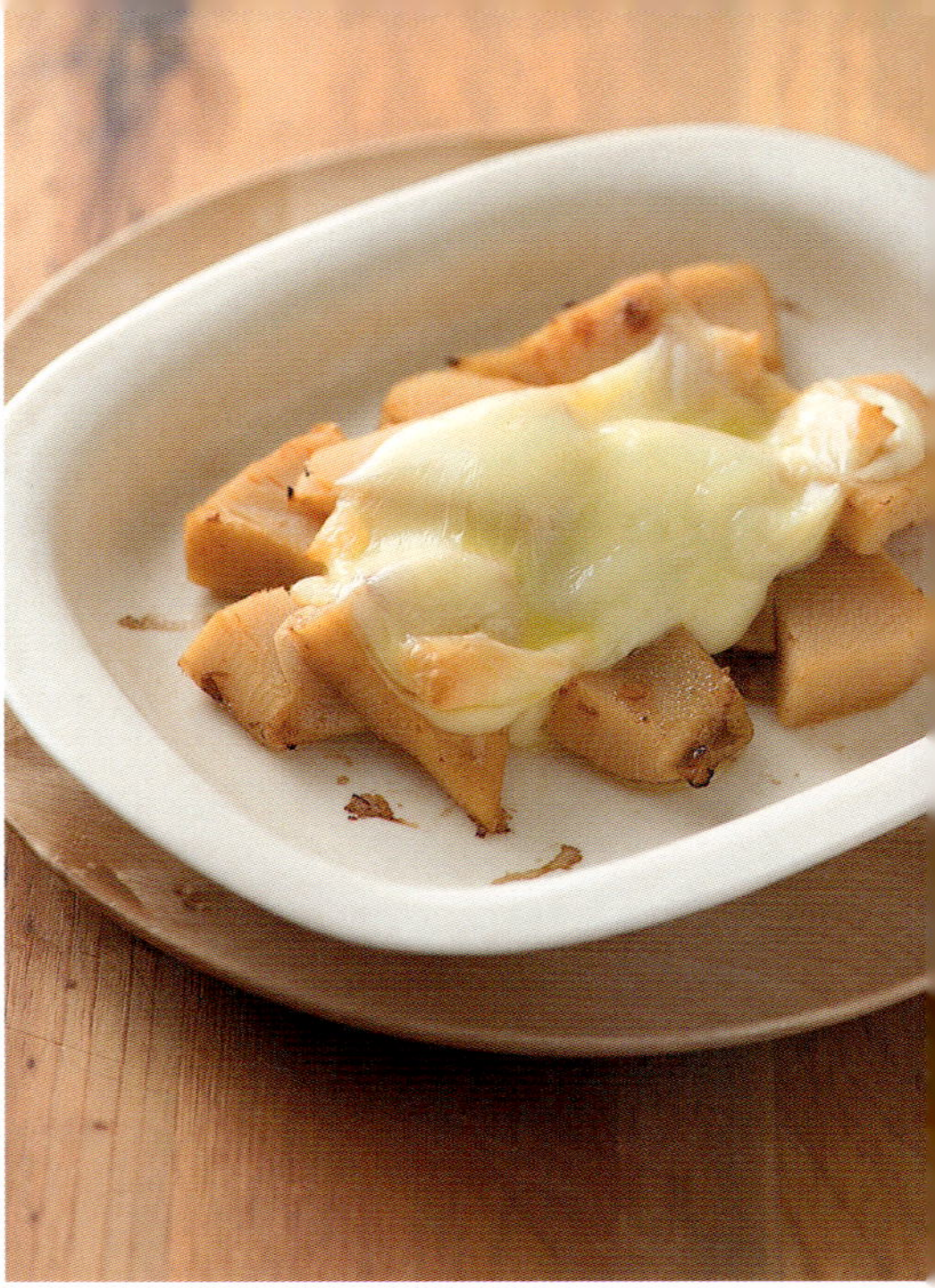

材料（1人分）

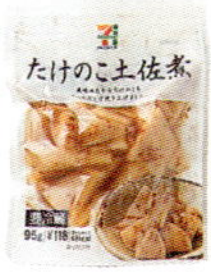

たけのこ土佐煮
（セブンプレミアム）
…1パック

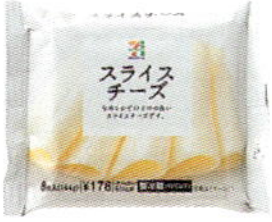

スライスチーズ
（セブンプレミアム）
…1枚

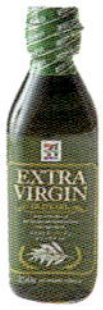

EXバージン
オリーブオイル
（セブンプレミアム）
…少々

作り方

1 耐熱皿にオリーブオイルを薄く塗り、たけのこを平らになるように入れる。

2 チーズをのせ、高温に熱したオーブントースターで5～6分、チーズがとけるまで焼く。

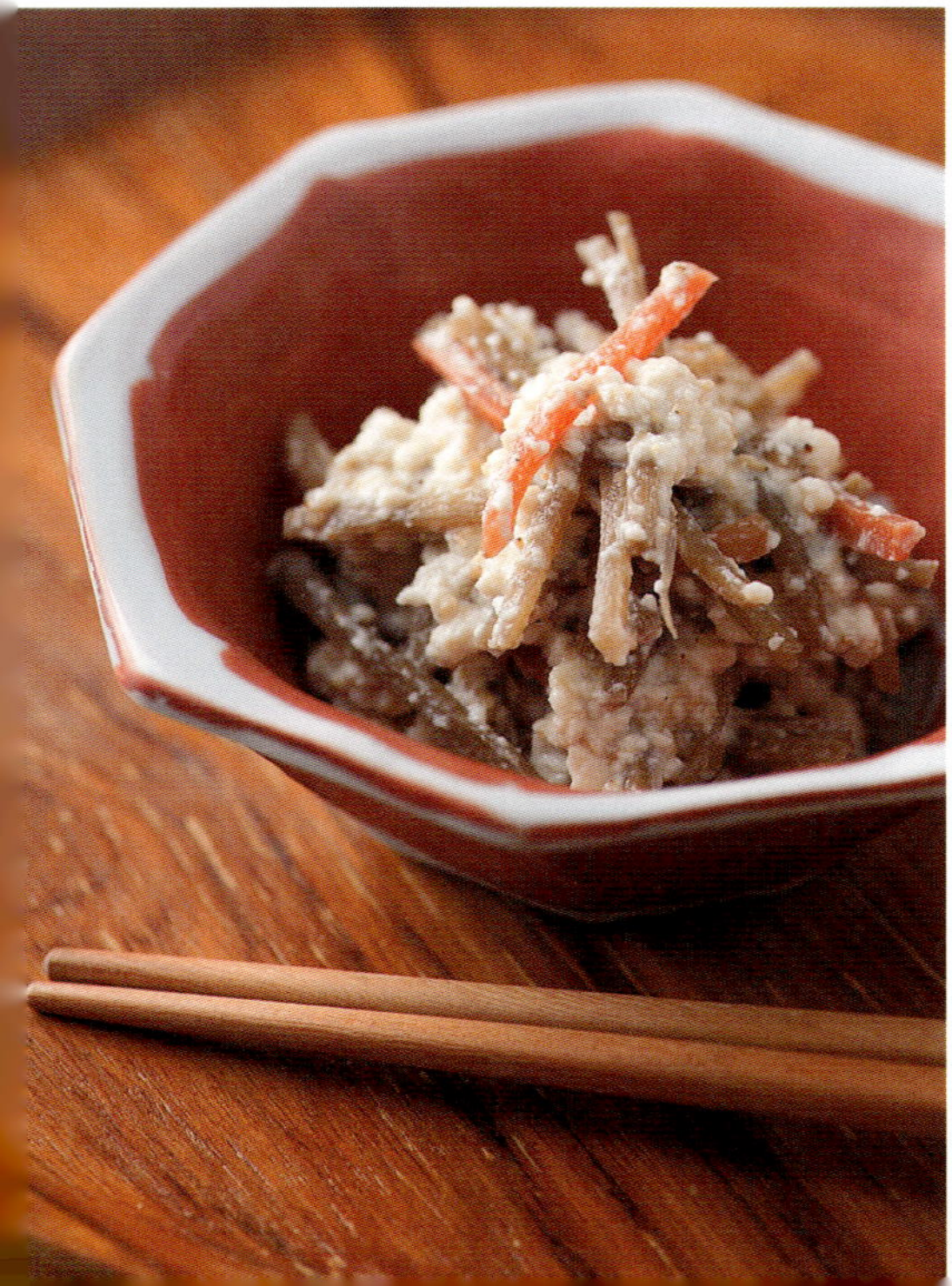

おすすめおつまみ

ごぼうのしらあえ

まぜるだけで、
食物繊維とカルシウムたっぷりの
ヘルシーおつまみ

材料（1人分）

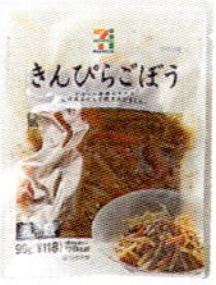

きんぴらごぼう
（セブンプレミアム）
…1/3パック

絹とうふ
（セブンプレミアム）
…小1/6パック

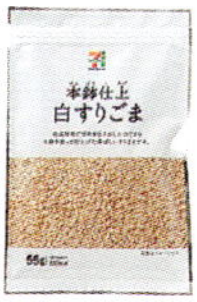

本鉢仕上 白すりごま
（セブンプレミアム）
…大さじ1

作り方

1 とうふをボウルにとってフォークの先でつぶし、すりごまを加えてよくまぜる。

2 きんぴらごぼうを加えて大きくまぜ、器に盛る。

／以上の商品はセブン-イレブン

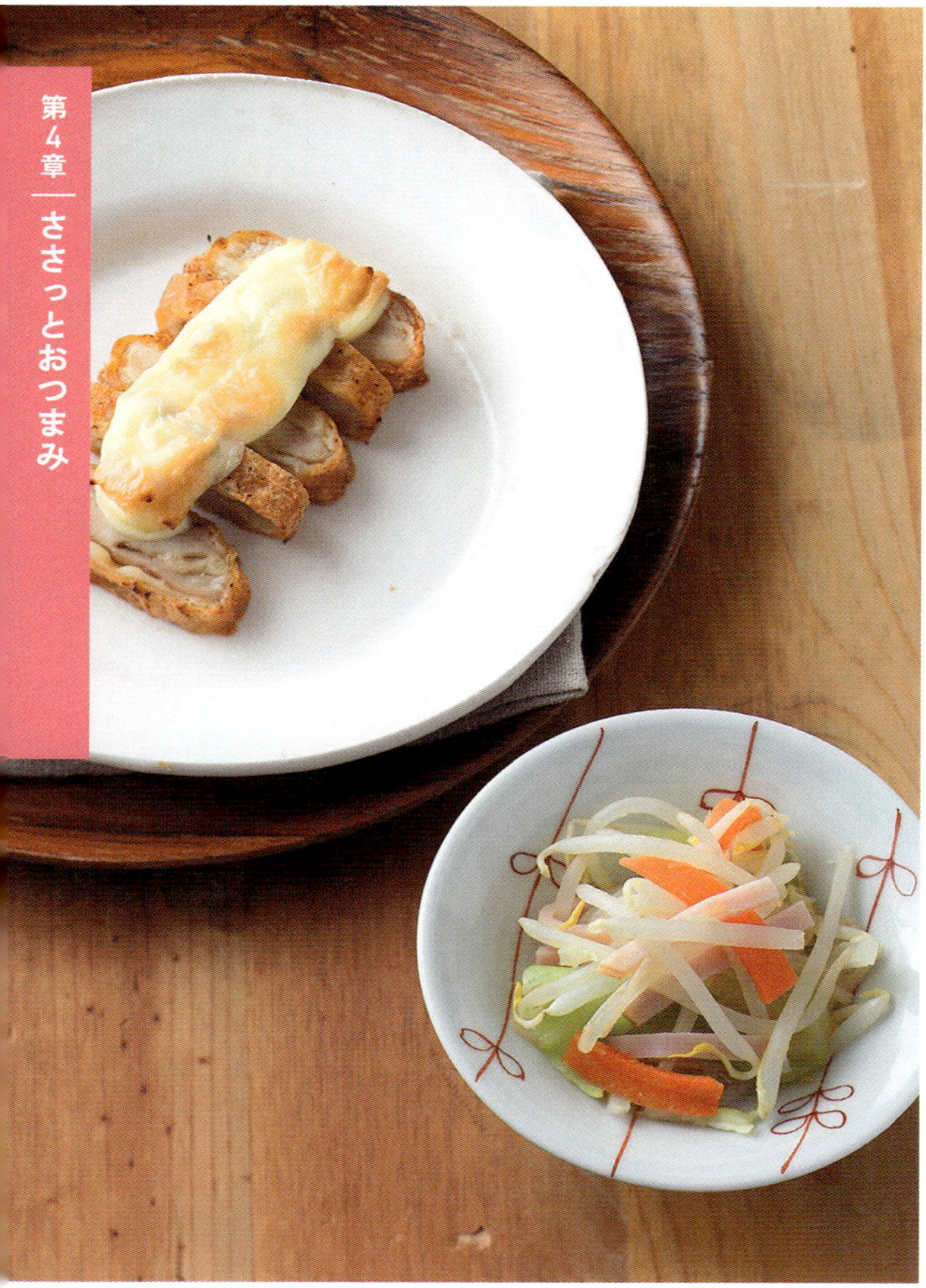

おすすめおつまみ

鶏から揚げのチーズ焼き

から揚げに、チーズのこくと
腸へのいたわりをプラス

材料（1人分）

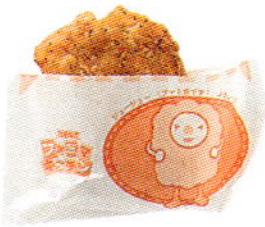

胡麻ラー油チキン
（できたてファミマキッチン）
…1個

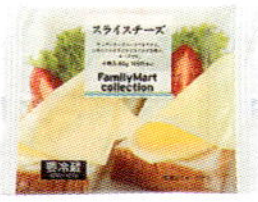

スライスチーズ
（ファミリーマートコレクション）
…1枚

＋ オリーブオイル…少々

作り方

1 チキンは1cm厚さに切り、耐熱皿に切り口を上にして並べる。チーズを半分に折ってのせ、オリーブオイルを振る。

2 高温に熱したオーブントースターに入れて、チーズがとけるまで5〜6分焼く。

おすすめおつまみ

ハムともやしのからしあえ

しゃきしゃき歯ごたえが副交感神経を刺激します

材料（1人分）

ロースハム
（ファミリーマートコレクション）
…1枚

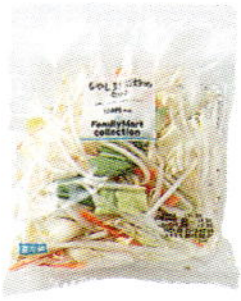

もやし野菜炒めセット
（ファミリーマートコレクション）
…$\frac{1}{3}$袋

＋
酢…大さじ1
ねりがらし、塩…各少々

作り方

1 ハムは半分に切ってから細く切る。

2 もやし野菜炒めセットを耐熱皿に入れてハムをのせ、ラップをかけて電子レンジ強で2分加熱し、ざるにあけて冷ます。

3 ボウルに酢を入れてねりがらしをとき入れ、2を入れてあえ、味をみて塩でととのえる。

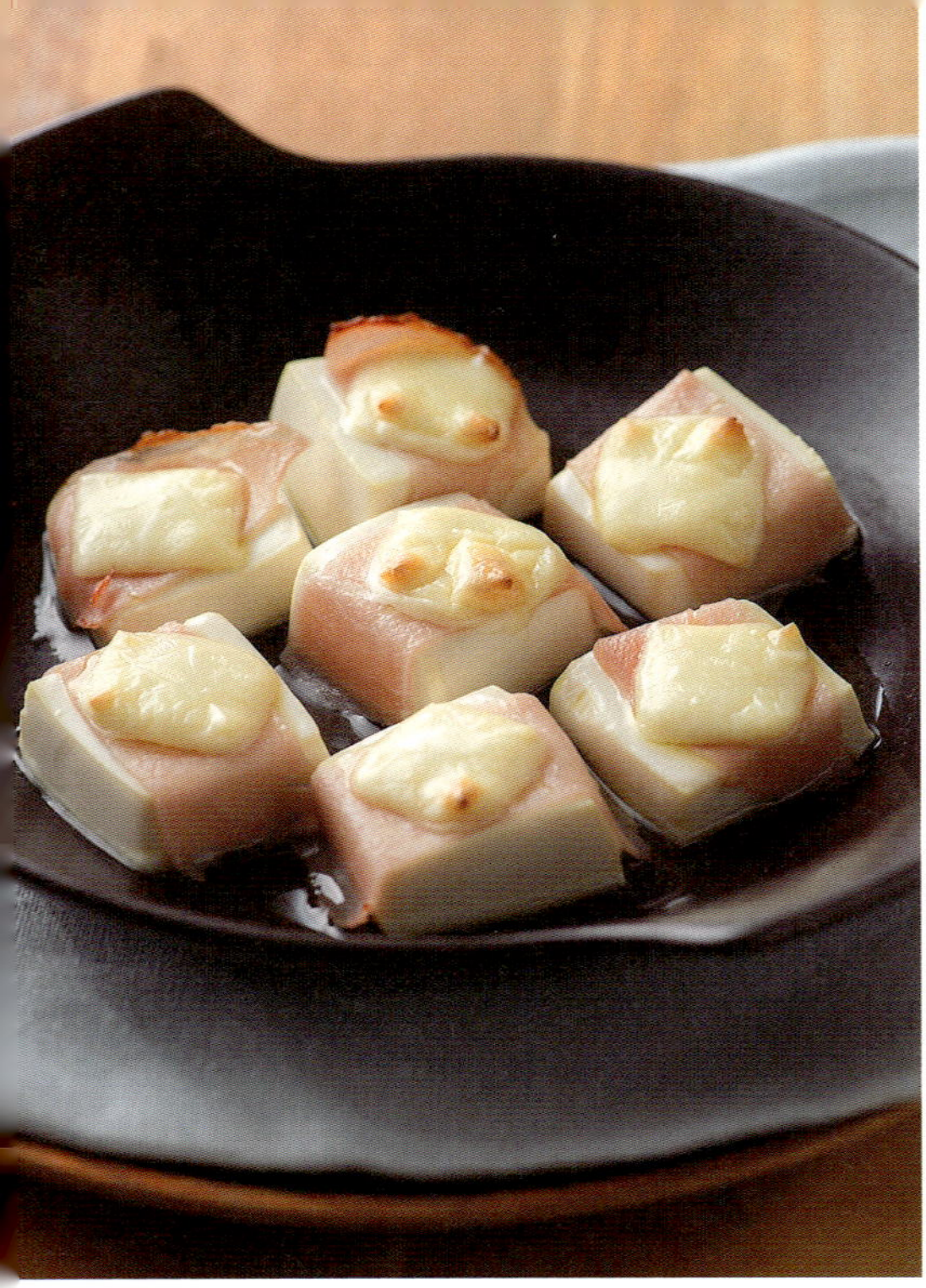

おすすめおつまみ

生ハムと豆腐のチーズ焼き

**ビールの季節にこそおすすめ、
腸が喜ぶアツアツおつまみ**

材料（1人分）

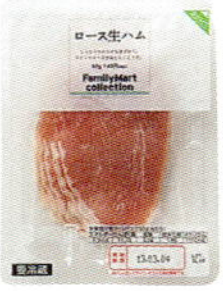

ロース生ハム
…2枚

やわらかきぬ
…小1パック

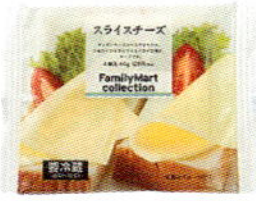

スライスチーズ
…1枚

＋ オリーブオイル…少々

作り方

1 やわらかきぬは一口大に切る。ハムとチーズは同じ数に切り分ける。
2 耐熱皿にオリーブオイルを薄く塗り、やわらかきぬにハムを1切れずつ巻きつけて並べ、チーズをのせる。
3 高温に熱したオーブントースターに入れて、チーズがとけるまで4～5分焼く。

おすすめおつまみ

生ハムのポテト巻き

**自律神経のバランスをととのえてくれる
生ハムだから、酔いを促すポテトもOK**

材料（1人分）

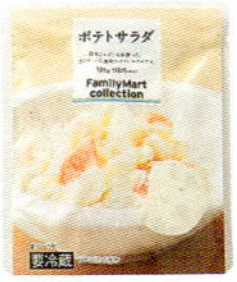

ポテトサラダ
…½パック

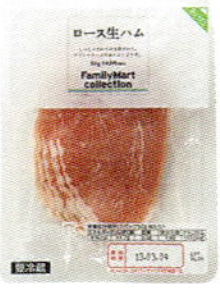

ロース生ハム…3枚

＋ ねりがらし…少々

作り方

ハムを1枚ずつ広げ、ポテトサラダを3分の1量ずつ包み、器に盛る。中心にねりがらしをしぼる。

／以上の商品は
ファミリーマート（ファミリーマートコレクション）

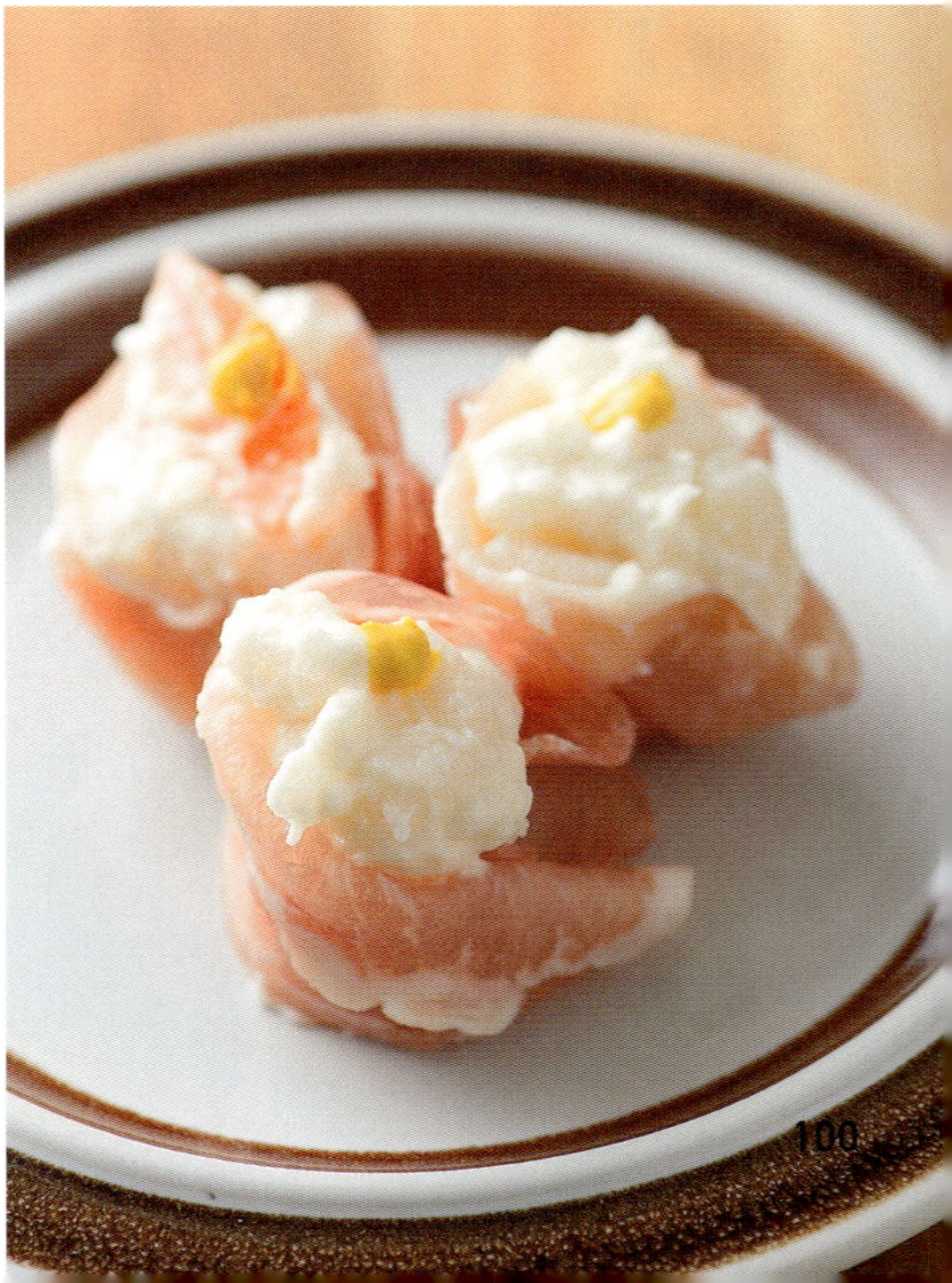

第5章

友人とのんびり、
コンビニ食材で
休日の簡単
ごちそうごはん

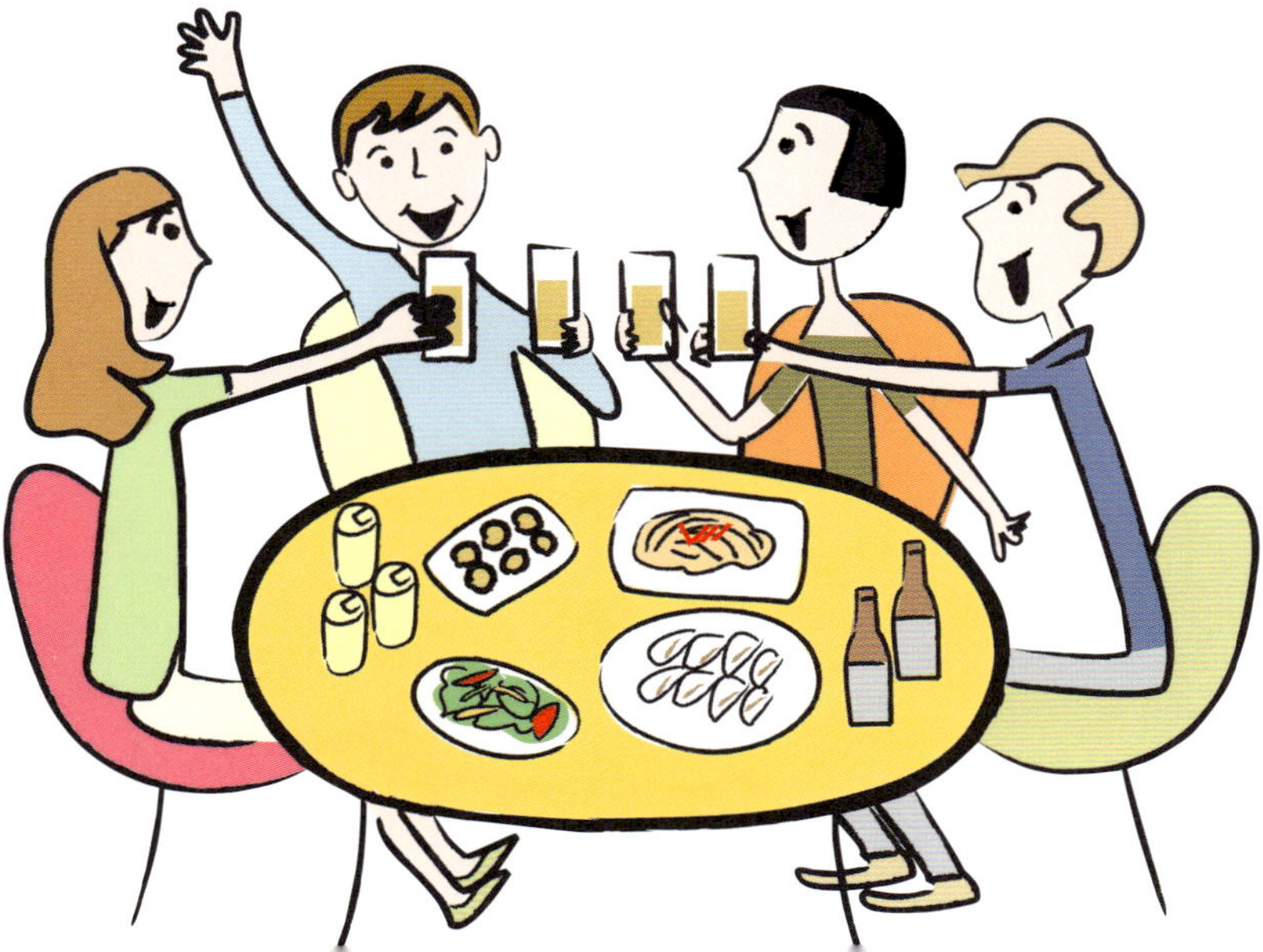

まぜずしの献立

野菜たっぷりのヘルシー和食に、腸もほっとなごんでリフレッシュ。

まぜずし

材料（2人分）

具

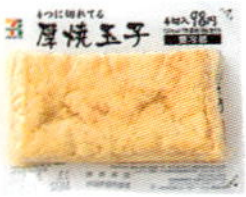

4つに切れてる
厚焼玉子
（セブンプレミアム）
…½パック

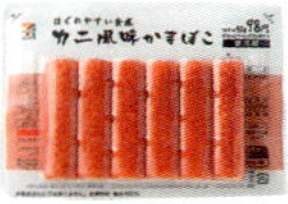

カニ風味かまぼこ
（セブンプレミアム）
…6本

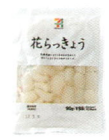

花らっきょう
（セブンプレミアム）
…½パック

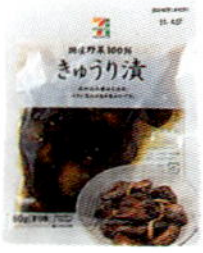

きゅうり漬
（セブンプレミアム）
…½パック

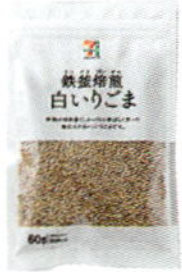

鉄釜焙煎 白いりごま
（セブンプレミアム）
…大さじ2

すしめし

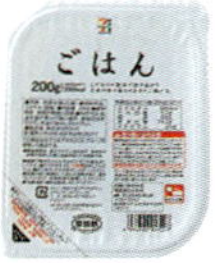

ごはん
（セブンプレミアム）
…1パック（200g）

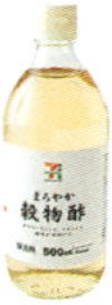

まろやか穀物酢
（セブンプレミアム）
…大さじ2

+ 塩…少々

作り方

1 ごはんは表示どおりに温めてボウルに移し、酢と塩をまぜて人肌に冷ます。
2 厚焼玉子は1cm角に切り、カニ風味かまぼこは7～8mm幅に切る。
3 花らっきょうときゅうり漬はそれぞれ5～6mm角に刻む。
4 1のすしめしに2の半量と3、ごまを加えて底から大きくまぜる。
5 器に盛って残りの2を散らす。

とろろ昆布とほうれん草のすまし汁

材料（2人分）

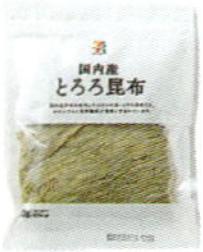

国内産とろろ昆布
（セブンプレミアム）
…⅛袋

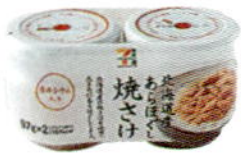

あらほぐし焼さけ
（セブンプレミアム）
…大さじ4

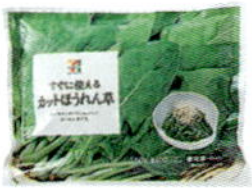

カットほうれん草〈冷凍〉
（セブンプレミアム）
…50g

+ 湯…1½カップ
しょうゆ…少々

作り方

1 お椀に1人分ずつとろろ昆布を入れる。
2 なべに分量の湯を沸かし、ほうれん草を凍ったまま入れてひと煮立ちさせる。
3 1に2を分け入れ、しょうゆを落とし、焼さけをのせる。

肉じゃが

材料（2人分）

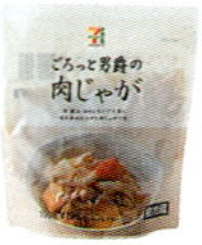

ごろっと男爵の肉じゃが
（セブンプレミアム）
…1パック

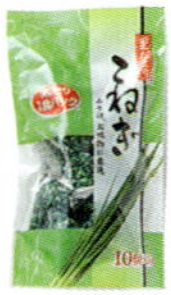

こねぎ〈乾燥〉
…小2袋

作り方

肉じゃがを表示どおりに温めて器に盛り、こねぎを振る。

／以上の商品はセブン-イレブン

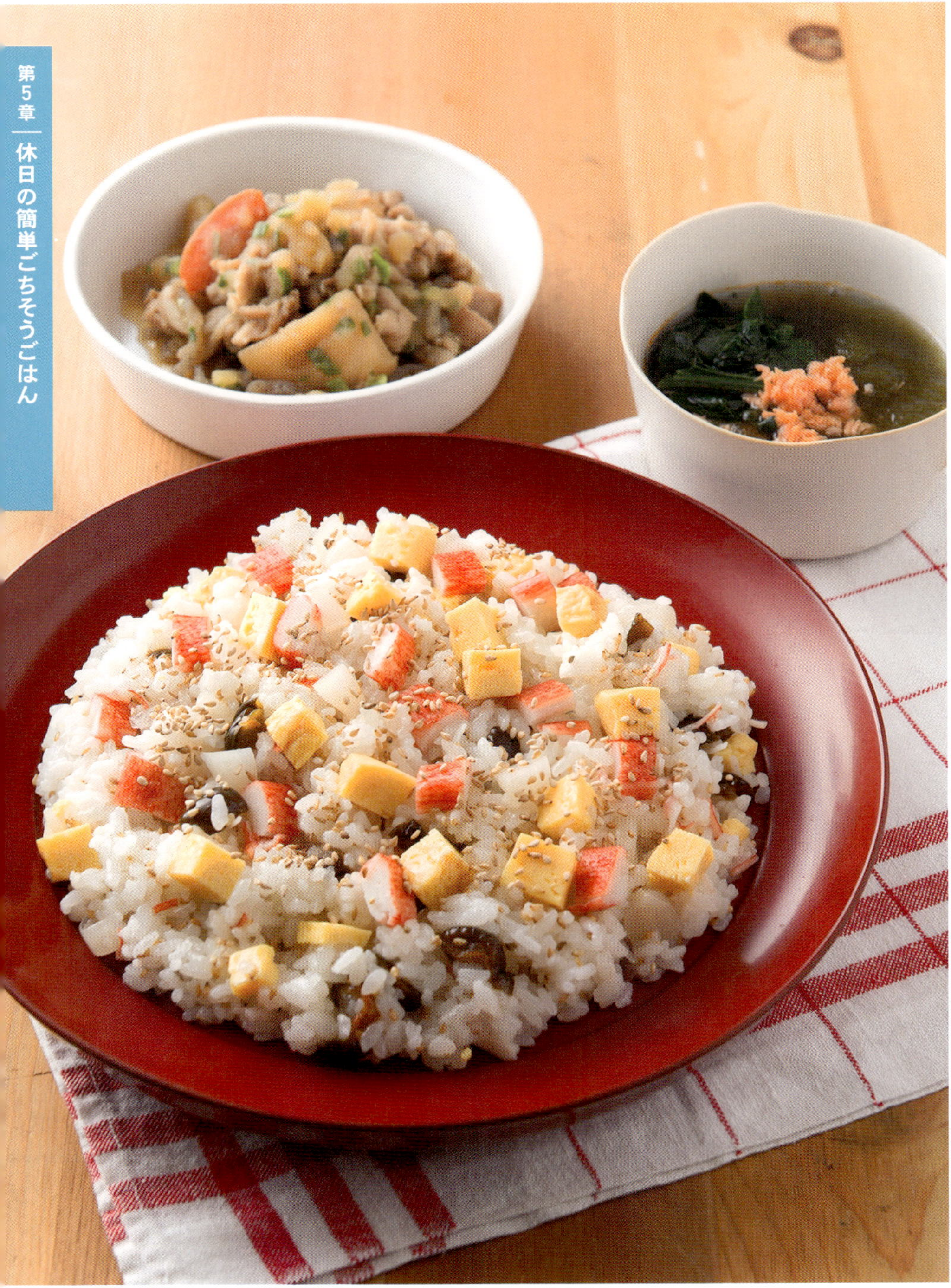

タッカルビ風鶏野菜いための献立

副交感神経を高める食材がそろった人気の韓国メニューは夕食におすすめ。

タッカルビ風鶏野菜いため

材料（2人分）

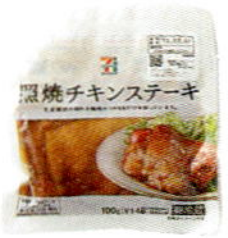

照焼
チキンステーキ
（セブンプレミアム）
…2パック

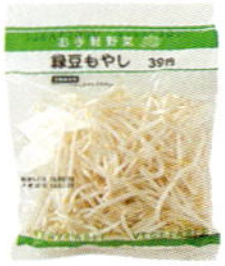

緑豆もやし
…1袋

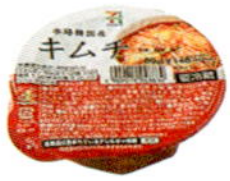

本場韓国産キムチ
（セブンプレミアム）
…2パック

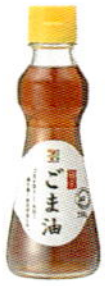

純正ごま油
（セブンプレミアム）
…大さじ½

作り方

1 照焼チキンステーキは、7〜8mm幅に切る。
2 フライパンにごま油を熱してもやしを入れてさっといため、1を加えていため合わせる。
3 火を止め、キムチを加えてさっとまぜ、器に盛る。

わかめとトマトの酸味スープ

材料（2人分）

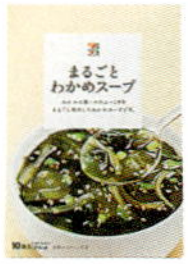

まるごとわかめスープ
（セブンプレミアム）
…小2袋

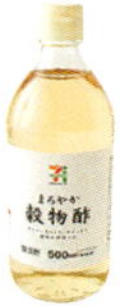

まろやか穀物酢
（セブンプレミアム）
…少々

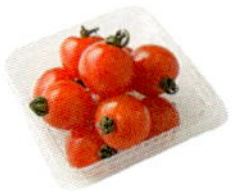

ミニトマト
…4個

作り方

1 ミニトマトはへたをとって半分に切る。
2 お椀に1人分ずつわかめスープとミニトマトを入れて表示どおりの量の湯を注ぐ。味をみながら酢を好みの量落とす。

ごはん

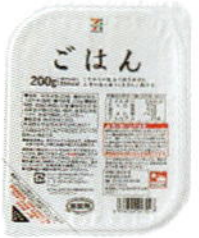

ごはん
（セブンプレミアム）

ほうれん草のナムル

材料（2人分）

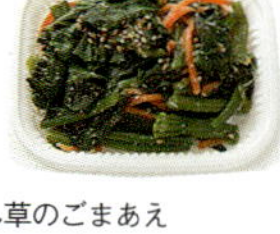

ほうれん草のごまあえ
（セブン-イレブン オリジナル、販売終了）
…1パック

＋ 純正ごま油…小さじ1

作り方

ほうれん草のごまあえにごま油を加えてあえ、器に盛る。

／以上の商品はセブン - イレブン

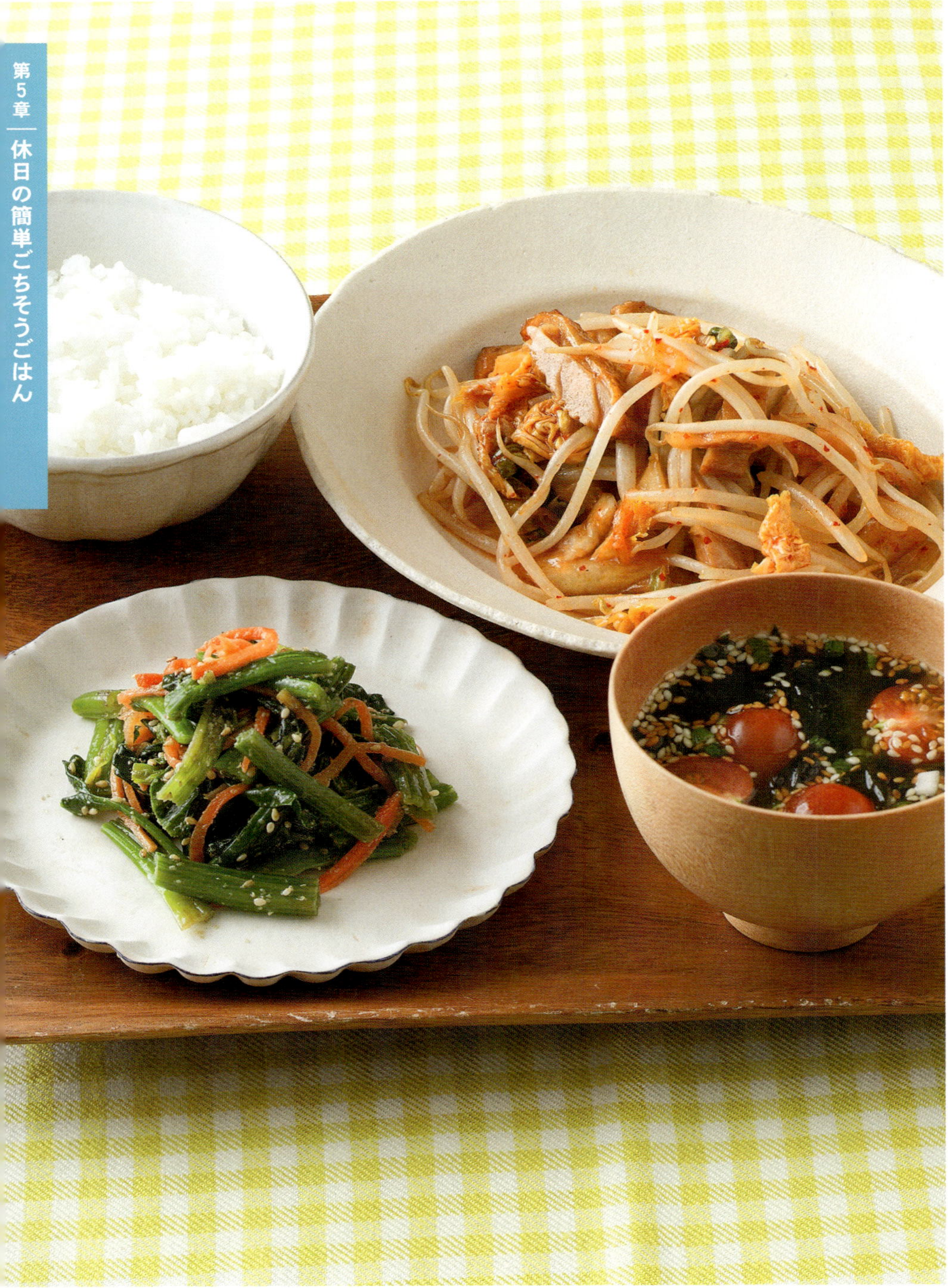

豆とソーセージのリゾット風の献立

欧米のおふくろの味に、和風食材をプラスして食物繊維満点の健康食に。

豆とソーセージのリゾット風

材料（2人分）

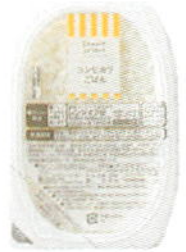
コシヒカリごはん
（ローソンセレクト）
…1パック

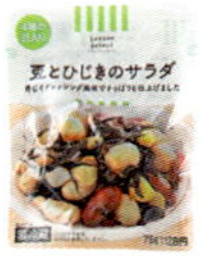
豆とひじきのサラダ
（ローソンセレクト）
…1パック

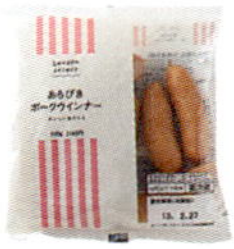
あらびきポークウインナー
（ローソンセレクト）
…6本

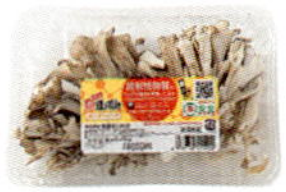
まいたけ
…1パック

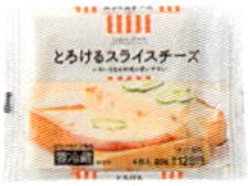
とろけるスライスチーズ
（ローソンセレクト）
…2枚

＋
湯…¼カップ
塩、こしょう
…各少々

作り方

1 ごはんは表示どおりに温め、大きめの耐熱容器にあけておく。

2 ウインナーは1cm幅の輪切りにし、まいたけは食べやすい大きさにほぐす。

3 1に、2、豆とひじきのサラダをのせて分量の湯を注ぎ、ラップをかけて電子レンジ強で3分加熱する。

4 熱いうちに全体をまぜて塩、こしょうで調味し、チーズをちぎってまぜてとかす。

キャベツのマリネ

材料（2人分）

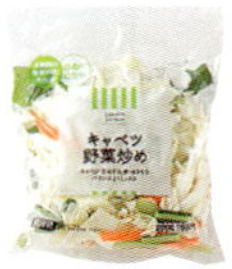
キャベツ野菜炒め
（ローソンセレクト）…½袋

A
オリーブオイル…大さじ1
酢…大さじ½
塩、こしょう…各少々

作り方

1 耐熱皿にキャベツ野菜炒めを広げてラップをかけ、電子レンジ強で2分加熱する。

2 Aを小さいボウルに合わせてよくまぜ、1が温かいうちにかけてあえる。

【メモ】マリネは冷蔵庫で2日はもつので、1袋分（調味料は倍量）作って、残りは翌日に回しても。

／以上の商品はローソン

休日の過ごし方アドバイス

髪を切って、自律神経をパワーアップ！

自律神経のバランスをととのえてパワーアップするには、おしゃれも効果的です。エステや美容院などで、他人の手で美しくしてもらう、その心地よさで副交感神経が活性化されます。さらに、ヘアスタイルやネイルの色をかえるなど、変化をつけてみましょう。

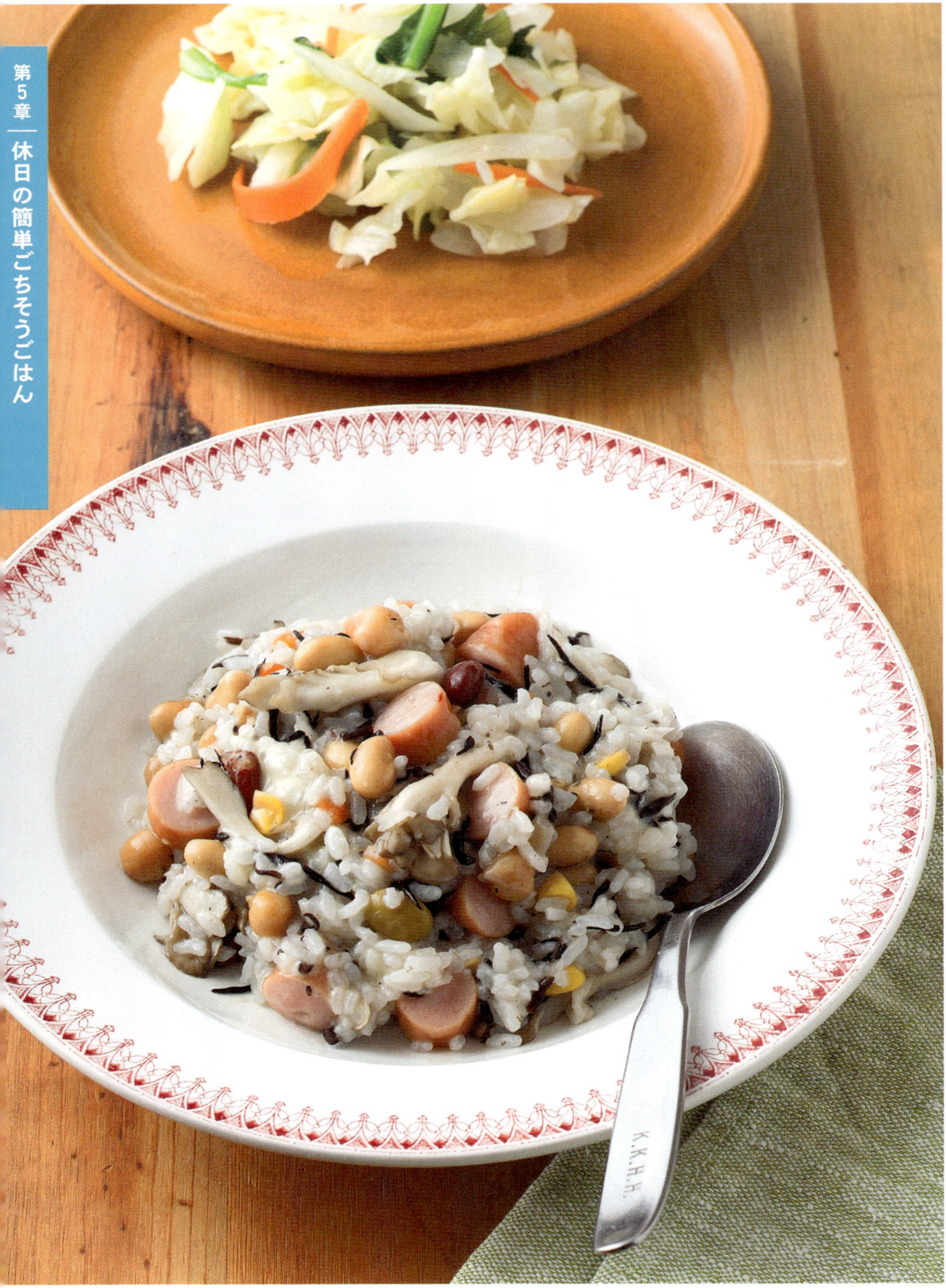
K.K.H.H.

豚肉のしょうが焼きの献立

角煮を使ったボリュームしょうが焼きに、根菜と海藻の副菜を添えてバランスよく。

豚肉のしょうが焼き

材料（2人分）

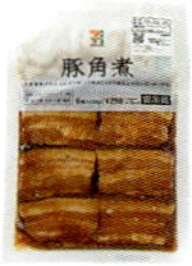

豚角煮
（セブンプレミアム）
…2パック

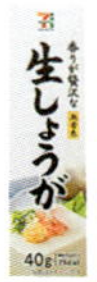

生しょうが
（セブンプレミアム）
…大さじ1

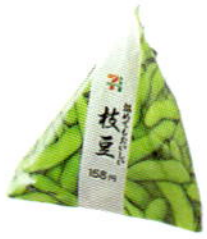

温めてもおいしい枝豆
（セブン-イレブン オリジナル）…1パック

作り方

1 耐熱皿に豚角煮を並べ、枝豆をさやから出して散らし、生しょうがをところどころにのせる。

2 ラップをかけて電子レンジに入れ、豚角煮の表示どおりの時間だけ加熱する。

笹かまとごぼうのいり煮

材料（2人分）

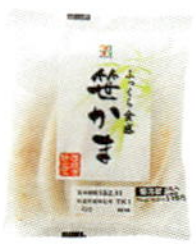

笹かま〈5枚入り〉
（セブンプレミアム）
…3枚

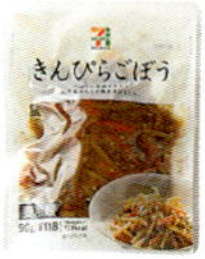

きんぴらごぼう
（セブンプレミアム）
…1パック

作り方

1 笹かまは斜め5mm幅に切る。

2 耐熱皿に1ときんぴらごぼうを入れてラップをかけ、電子レンジ強で2分加熱する。

3 よくまぜて器に盛る。

白菜とわかめのあえ物

材料（2人分）

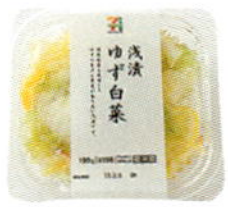

ゆず白菜
（セブンプレミアム）
…⅓パック

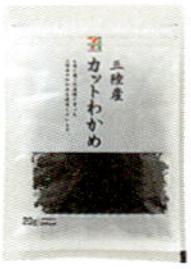

三陸産カットわかめ
（セブンプレミアム）
…大さじ1

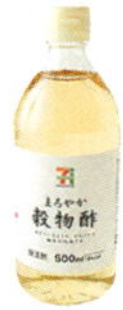

まろやか穀物酢
（セブンプレミアム）
…大さじ1

作り方

1 ゆず白菜は水けをしぼる。

2 わかめは水でもどして水けをしぼる。

3 ボウルに1と2を合わせて穀物酢であえ、器に盛る。

／以上の商品はセブン-イレブン

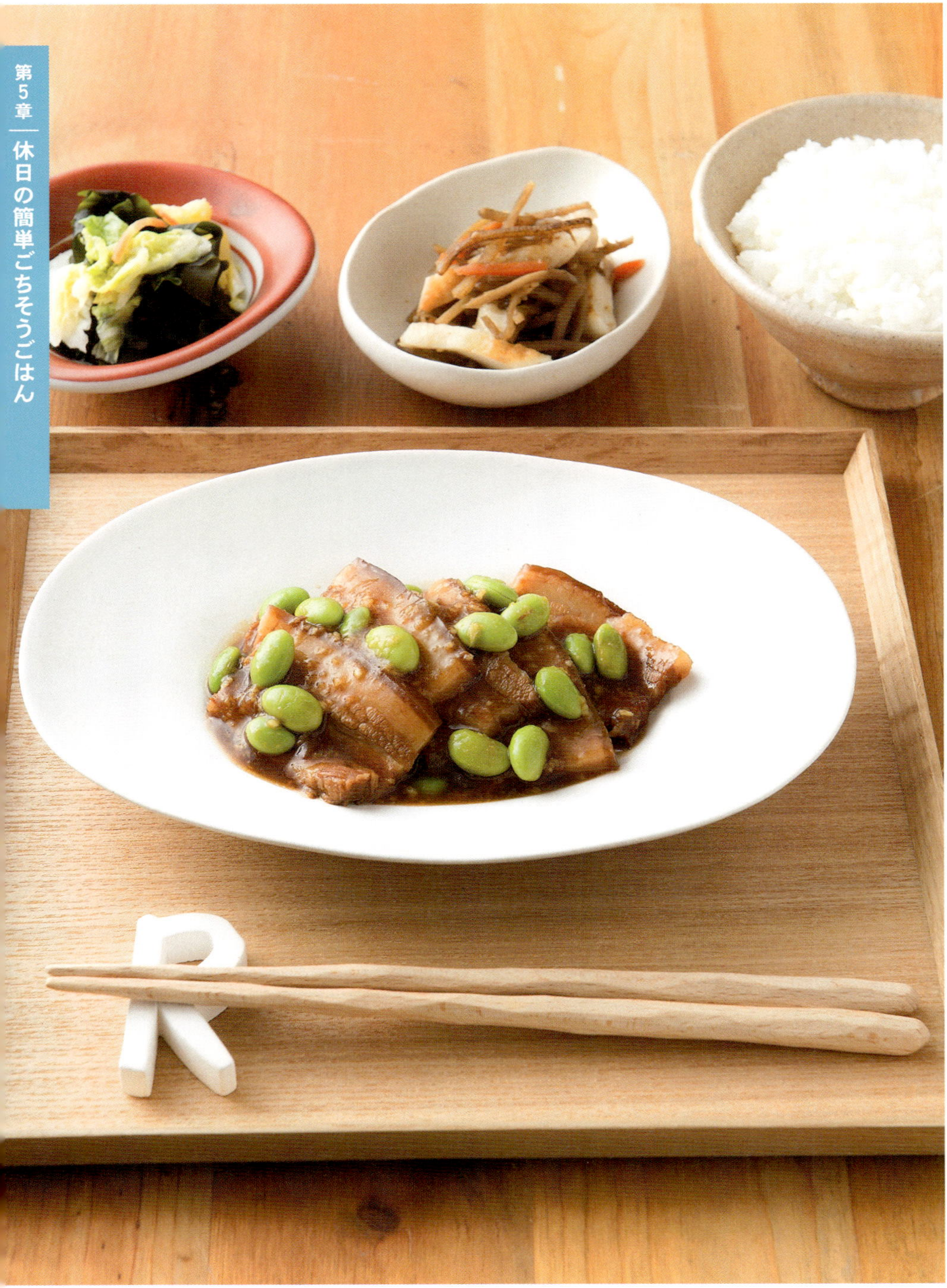

鮭と根菜のタルタルソースの献立

塩鮭&筑前煮の和食が大変身！
オリーブオイルの効果に腸が大喜び。

鮭と根菜のタルタルソース

材料（2人分）

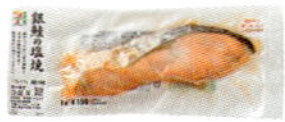

銀鮭の塩焼
（セブンプレミアム）
…2パック

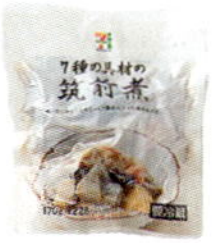

7種の具材の筑前煮
（セブンプレミアム）
…1パック

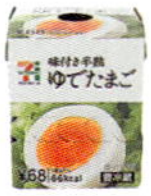

味付き半熟ゆでたまご
（セブンプレミアム）
…1個

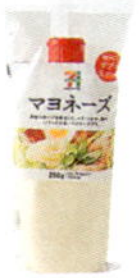

マヨネーズ
（セブンプレミアム）
…大さじ3

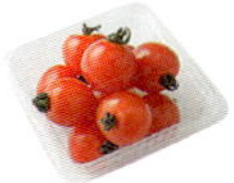

ミニトマト
…4個

＋ こしょう…少々

作り方

1 銀鮭の塩焼を表示どおりに温めて器に盛る。

2 ゆでたまごをボウルに入れてフォークの先でざっくりとつぶし、筑前煮を加え、マヨネーズとこしょうであえる。

3 1に2をかけて、ミニトマトを添える。

ほうれん草入り冷たいトマトスープ

材料（2人分）

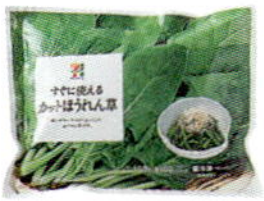

カット
ほうれん草〈冷凍〉
（セブンプレミアム）
…100g

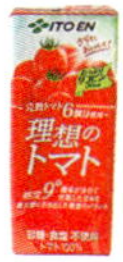

トマトジュース
…250mℓ

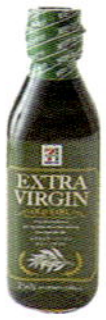

EXバージン
オリーブオイル
（セブンプレミアム）
…小さじ2

A まろやか穀物酢…小さじ2
塩、こしょう…各少々

作り方

1 ほうれん草は耐熱皿に広げてラップをかけ、電子レンジ強で2分加熱する。すぐに水にとって冷まし、水けをしぼる。

2 冷やしたトマトジュースにAを加えてよくまぜ、味をととのえる。器に注いで1のほうれん草を入れ、最後にオリーブオイルをたらす。食卓でよくまぜて飲む。

ロールパン

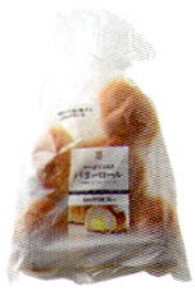

バターロール
（セブンプレミアム）

／以上の商品はセブン-イレブン

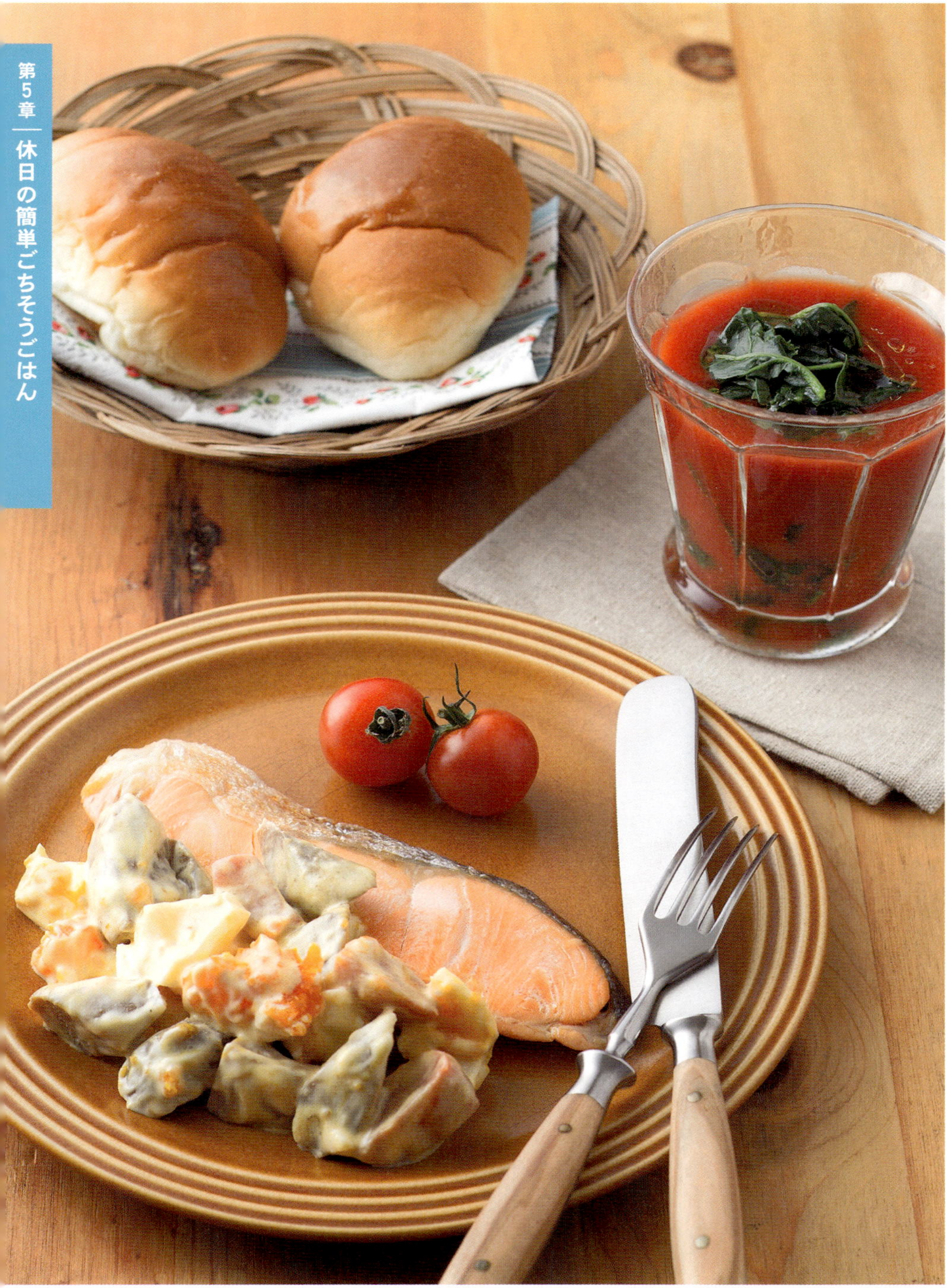

ミートボール入りミネストローネの献立

少量のパスタでも満足できる
ダイエット中にもおすすめのイタリアン。

ミートボール入りミネストローネ

材料（2人分）

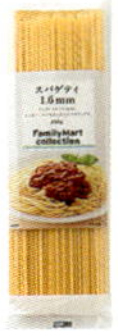

スパゲティ1.6mm
（ファミリーマート
コレクション）
…30g

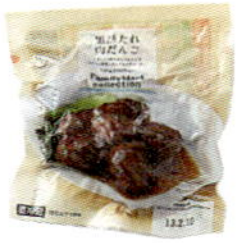

黒酢たれ肉だんご
（ファミリーマート
コレクション）
…１パック

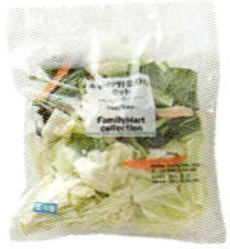

キャベツ
野菜炒めセット
（ファミリーマート
コレクション）
…１袋

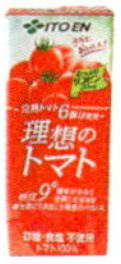

トマトジュース
…200mℓ

＋ 湯…¾カップ
塩、こしょう…各少々

材料（2人分）

1 スパゲティは2〜3cm長さに折り、熱湯に入れて5分ゆで、ざるに上げて水けをきる。

2 なべに分量の湯を沸かして野菜炒めセットを入れ、2〜3分煮る。野菜がしんなりしたら、1のスパゲティと肉だんご、トマトジュースを加えてさらに2〜3分煮る。味をみて塩、こしょうでととのえる。

角切り野菜のマスタードサラダ

材料（2人分）

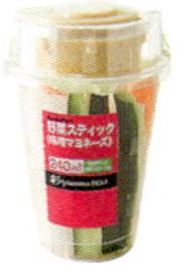

野菜スティック
〈味噌マヨネーズ〉
（彩りfamimaDELI）
…２パック

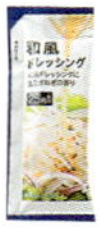

和風ドレッシング
…小１袋

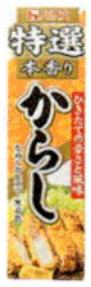

ねりがらし
…小さじ１

材料（2人分）

1 野菜スティックはそれぞれ1cm長さに切る。（添付の味噌マヨネーズは使用しない）

2 和風ドレッシングとねりがらしを合わせてよくまぜ、1をあえて器に盛る。

／以上の商品はファミリーマート

休日の過ごし方アドバイス

午後9時過ぎは明日への準備を

パワースポットや美容院などに出かけて思いきりリフレッシュした休日の夜、9時以降は明日への準備に集中しましょう。「明日からまた……」と憂うつになるとしても、翌日の準備をしているうちに、気持ちがおだやかに、前向きになるものです。副交感神経が高まって安眠でき、爽快な朝が待っています。

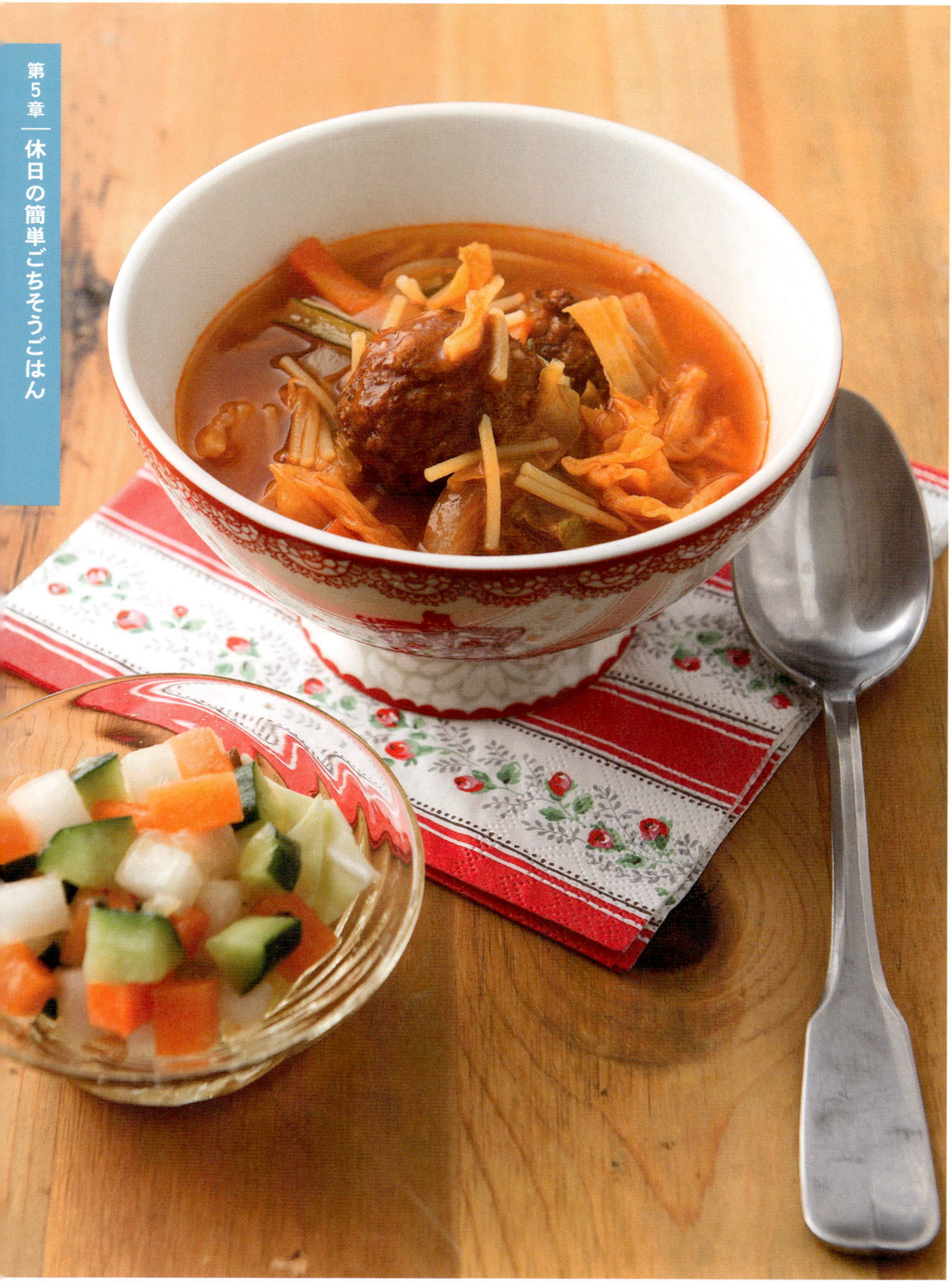

こんなときどうする？
コンビニで解決!!

1日3食をできるだけ規則正しく食べたいと思っても、
仕事や勉強に追われるなど、
思うようにならないこともあります。
でも、コンビニが助けてくれます！

Q1

朝食をとらずに家を出るときに、最低限、やるべきことを教えてください。

A 朝食をとる**余裕がない場合も**、家を出る前に、**水だけは飲み**ましょう。飲み物はとれるというなら、ヨーグルトドリンクがおすすめです。食事をとらない分、歯みがきや身支度はできるだけ落ち着いてやりましょう。焦って上昇しがちな交感神経を抑えてくれます。時間に追われているときこそ、時間をじょうずに使いこなし、**コントロールしようという意識**を持つことが大切です。

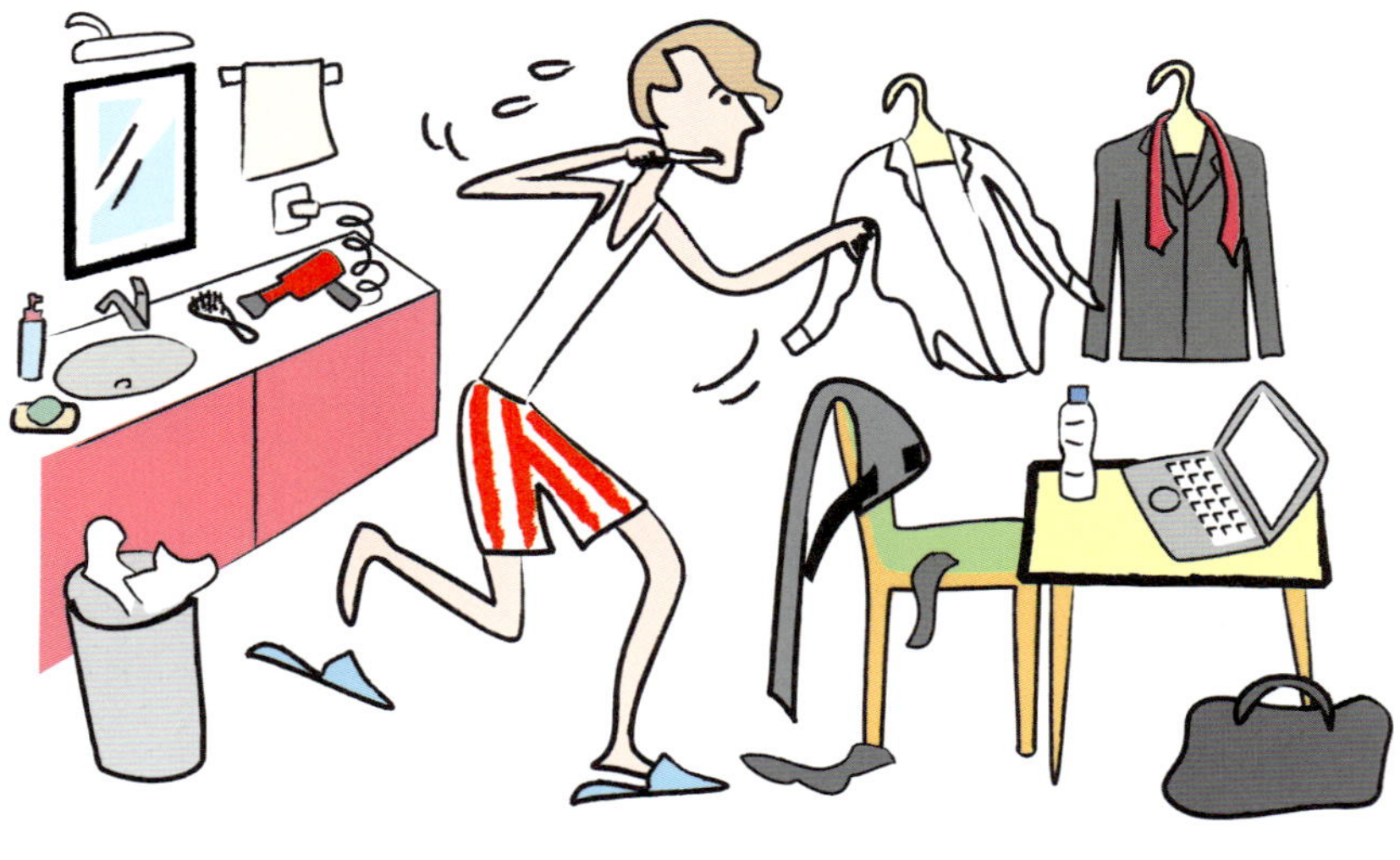

Q2

出社が早いので朝食は、コンビニで買ってオフィスの机で食べています。品選びのポイントを教えてください。

A 手軽に食べられるのはおにぎりやパンですが、ぜひ加えてほしいのはタンパク質食品です。**朝、タンパク質をとると体温が上がって血流もよくなり、脳も体も活性化**します。おにぎり2個より、おにぎり1個とゆで卵、パンも甘い菓子パンより、ハムや卵、ツナなどを使った調理パンを選びましょう。

Q3

毎日のようにコンビニを利用しています。添加物も気になるし、脂肪のとりすぎ、カロリー過剰も心配です。

A 添加物については、特に問題の大きい合成着色料や保存料は、もう10年近く前に使用中止になっていますし、天然添加物も使用中止しているコンビニもあります。

もちろん、添加物はできるだけ避けるべきですが、それ以上に現代人の食生活で問題なのは、栄養の偏りです。ひと言でいうと、**「糖質過剰、タンパク質不足」**だからです。タンパク質は毎日補給しなければ健康を保てません。ところが、肉は太る、卵はコレステロールが上がるなど、不正確な情報を気にして控えてしまう人が少なくありません。

そうした主菜を十分にとらないと、パンやめん、米などの主食、甘いものやスナック菓子などの摂取量がふえてしまいます。糖質過剰になって、余分な糖が脂肪として蓄積され、肥満を招きやすくなります。つまり、**太るのは、肉や油より糖質のとりすぎ**です。

脂肪についても誤解が多いようです。コレステロールは悪者ではありません。細胞膜やホルモンの材料として、生きるための必須成分です。注意したいのは、血液を汚す酸化した脂肪です。

大事なことは、**肉、魚、卵、大豆から、タンパク質をしっかりとる**ことです。これらの食品がそろっているコンビニを、栄養補給基地として活用しましょう。

Q4 野菜不足？ ビタミンやミネラル、食物繊維も不足？ といつも不安です。野菜ジュースやサラダを食べれば、解消できますか？

A 実は、ビタミン、ミネラルは、**野菜より、タンパク質食品に含まれ**ているものが多いのです。したがって、ビタミン、ミネラル不足を心配するなら、まず、**肉や魚、卵、大豆**など、**タンパク質食品をしっかりとる**よう心がけましょう。そうすれば、ビタミン、ミネラル不足はありません。ただ、ビタミンCだけはタンパク質食品ではとれないので、生野菜や果物で補給してください。

食物繊維は確かに不足しています。食物繊維は生野菜のサラダではそれほどとれませんし、野菜ジュースも、市販品は製造工程で食物繊維の大半が除去されてしまいます。**食物繊維不足が心配なら、玄米や雑穀米、豆、海藻、果物**を積極的にとりましょう。全粒粉やライ麦、ふすまパンなどもおすすめです。

野菜から積極的にとりたいのは、フィトケミカル、機能性成分です。野菜の色素や香り、アク成分に含まれており、ポリフェノールやカロテノイドなどには強力な抗酸化作用が認められています。ゆとりのあるときは、いろいろな種類の野菜を食べるよう心がけましょう。

Q5 帰宅がいつも深夜です。朝が早いので、早く寝たいのですが、空腹で寝られません。深夜の夕食には何を選んだらいいですか？

A 夕食が夜10時を過ぎていたり、寝るまでに3時間を切っているときは、糖質の多い主食をとらないことです。こうしたタイミングでとる糖質は**消費しきれずに体脂肪に蓄積**されやすいからです。

おすすめはタンパク質食品です。納豆、とうふ、卵、ツナなど、消化のよいものを選びましょう。副菜の野菜は好みのものでよいのですが、ごぼうやたけのこ、きのこなど、不溶性食物繊維の多いもの、油を大量に使う揚げ物は、消化に時間がかかるので控えましょう。トマトにもずくやめかぶなど海藻を加えた酢の物などは、抗酸化ビタミンと水溶性食物繊維が一度にとれて、寝ている間に腸内環境をととのえてくれます。消化酵素を含む大根やかぶの浅漬けを添えると、より効果的です。

第6章

疲労回復と安眠のために明日が見えるコンビニ利用法

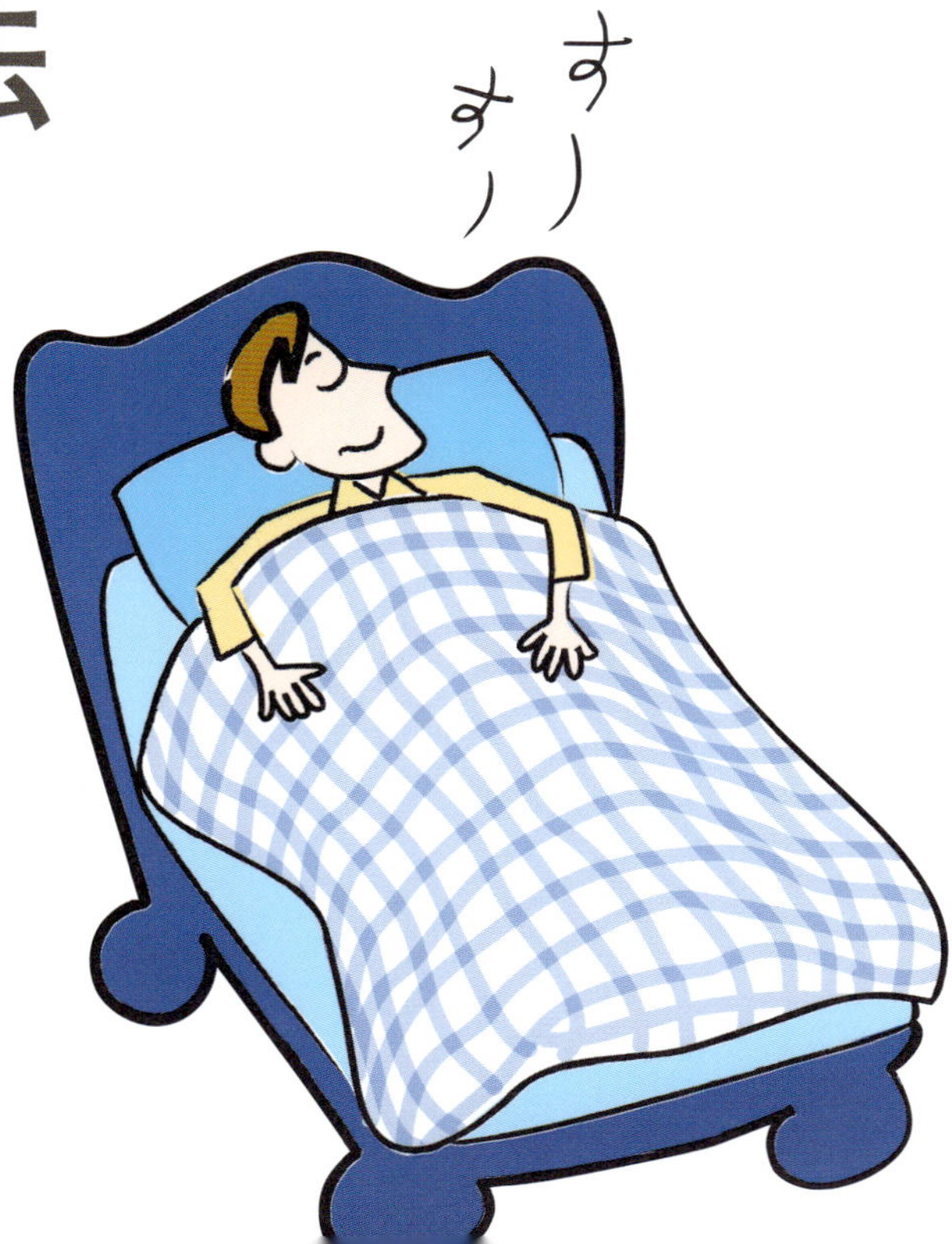

午前0時過ぎの「腸の活性時間」には必ず寝ている！

「腸のゴールデンタイム」は、副交感神経の活性がピークに達する午前0時過ぎです。この時間帯に安眠していれば、消化・吸収がきちんと行われるので腸内環境がととのい、血流もよくなり、全身の細胞の新陳代謝が促されます。太りにくくなり、髪や肌も健やかに、免疫力も上がります。朝に向け今度は交感神経が活性化するので、さわやかな目覚めと快便が約束されます。

「腸のゴールデンタイム」を安眠タイムにする最大の秘訣は、夕食を「寝る3時間前までにすませること」です。忙しい現代生活でそれを可能にするために役立つのがコンビニです。遅い時間帯でも手軽な健康食材が手に入るので、買い物や調理の手間が節約でき、すばやく食事の用意ができます。そこで生じた余裕をじょうずに使って、安眠タイムを演出しましょう。

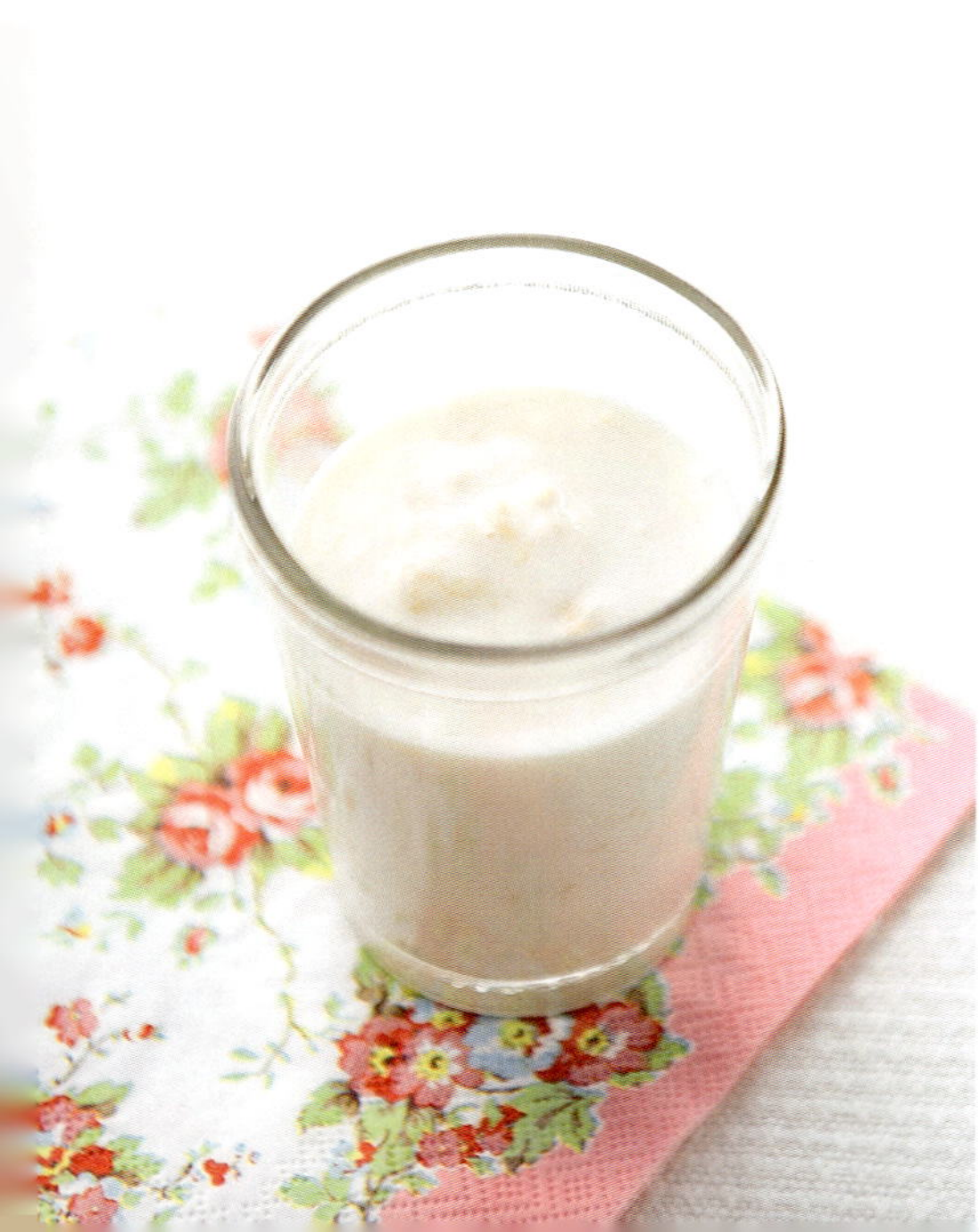

夜食は、翌朝の快便を約束する美腸ジュースを

夕食から寝るまでに3時間あると、つい何か食べたくなってしまう……という人に、とっておきの夜食を紹介しましょう。コンビニの常備食品、バナナを主役にした食物繊維たっぷりのジュースです。

バナナの食物繊維が腸内の善玉菌をふやして腸内環境をととのえるので、翌朝の快便は保証つきです。ヨーグルトなどで乳酸菌を加えれば、さらに効果的。消化・吸収も促され、抗酸化ビタミンやミネラルもむだなくとれるので、美容効果も期待できます。

クッキングアドバイス

美腸ジュースのポイント

1 副交感神経の活動が高まり、腸の働きが活発になる夜、飲む。夕食後や入浴後がおすすめ。
2 野菜や果物の食物繊維をすべてとれるよう、ミキサーで作る。
3 おすすめは、食物繊維の宝庫、バナナ、りんご、消化酵素の豊富なキャベツ。抗酸化ビタミンをプラスするなら、パプリカ、小松菜、サラダほうれん草、クレソン、サラダ菜など。
4 飲む量は200〜300mℓ程度に。飲みすぎると下痢などを起こすこともあり、果物の糖質のとりすぎも。

バナナベースのおすすめコンビ

- バナナ＋ヨーグルト（右の写真）
- バナナ＋キウイ＋ヨーグルト
- バナナ＋りんご＋キャベツ＋水
- バナナ＋小松菜＋牛乳

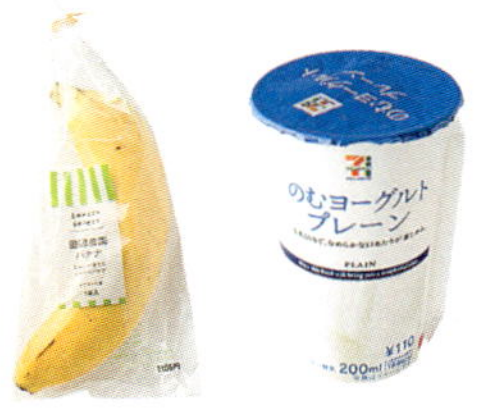

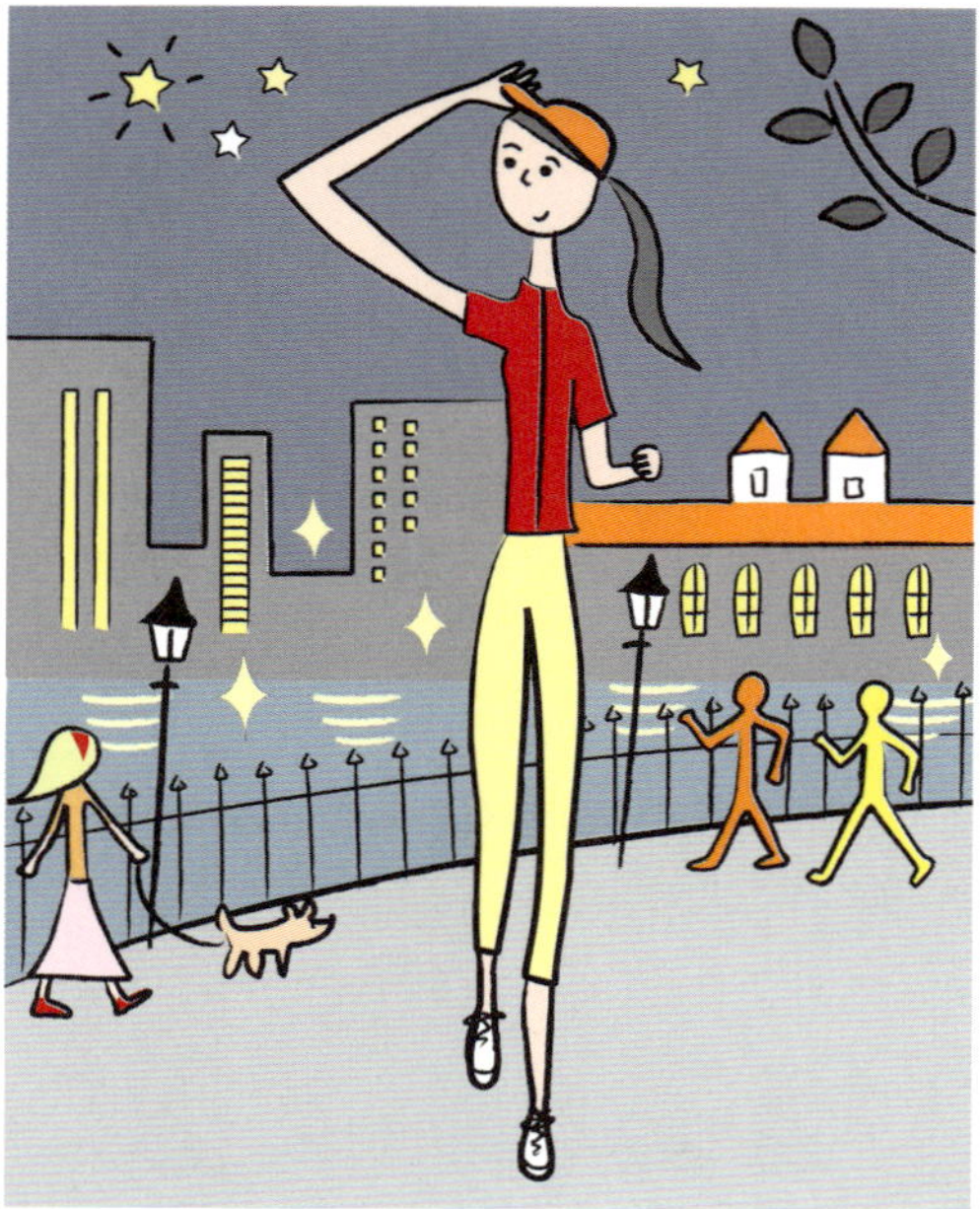

運動は夜のスローウォーキングを。プラス美腸エクササイズで完璧

ダイエットや健康のためにする運動は夜がおすすめ。夕食後、寝る1時間前までに行いましょう。おすすめの運動は、ジョギングより、ゆっくり深い呼吸ができるウォーキングです。時速4キロくらいのスローペースで30分歩きましょう。

デスクワークによる疲労感は、長時間、同じ姿勢を保つために生じる筋肉の硬直とうっ血です。深い呼吸とともにリズミカルに動くことで、全身の末梢血管が開いて血流がよくなり、疲労感が解消され、首や肩こり、腰痛も軽減されます。

帰り道ではコンビニに立ち寄って入浴時用の飲料水や翌朝の食材を調達しましょう。腕にかかる負荷が増して筋トレも兼ねられます。

寝る前のセルフエクササイズ

ぜん動運動を促す腸ストレッチ

腸を刺激してぜん動運動を促します。夕食後や寝る前などに毎日行いましょう。便秘改善に効果があるとともに、腸の働きがよくなるので副交感神経のレベルも上がり安眠が得られます。

体幹ストレッチ

あおむけに寝て軽く足を開き、片足はまっすぐ伸ばし、もう一方の足はひざを直角に曲げて反対側にひねり、息を吐きながら5秒以上キープ。顔を、曲げた足と反対側に向けると、より深くストレッチできる。

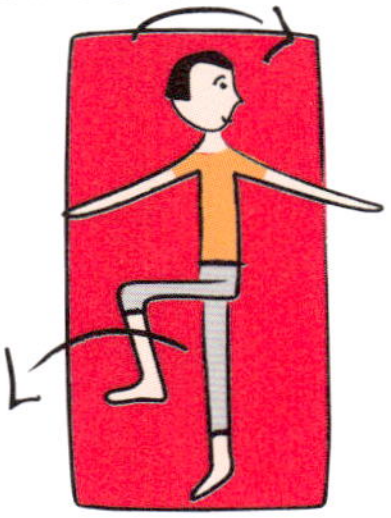

腸伸ばし

うつぶせになり、両手で支えて上体を起こし、ゆっくり深呼吸をしながら約30秒キープする。

おなかにガスがたまっているときは、反対に丸めるとよい。あおむけになり、ひざを曲げて胸に抱えて丸くなり、深呼吸をしながら30秒キープする。

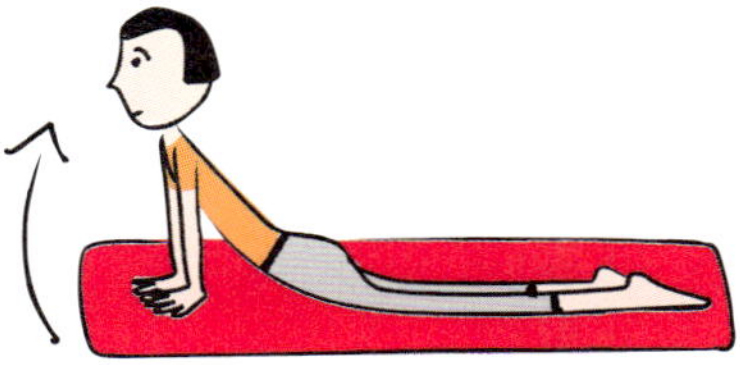

副交感神経のレベルを上げるウォーミングアップ

副交感神経のレベルを上げて自律神経のバランスをととのえるセルフエクササイズです。寝る前に行うことで、「腸のゴールデンタイム」の消化活動を促し、睡眠を深めてくれます。

ソフトタッピング

両手の人さし指、中指、薬指で頭と顔をタッピング。わずかにふれるほどの力かげんで、頭は、前から後ろへ、側頭部を下に向けて。顔は、眉間、眉、目のまわり、鼻の下、あごの順に。ゆっくり深く呼吸しながら約30秒間行う。

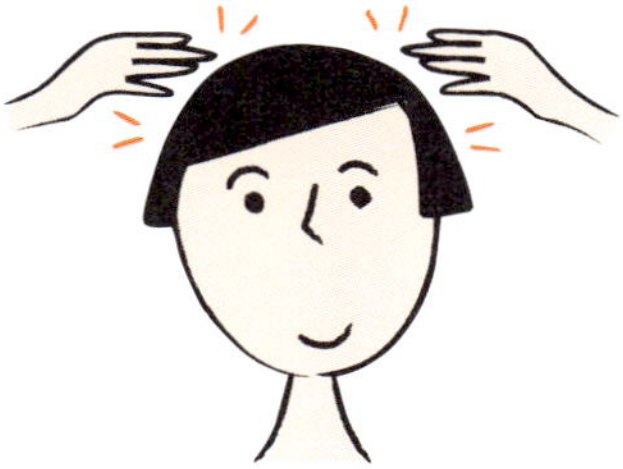

全身回し

足を肩幅に開いて両腕を頭上に伸ばし、手首を交差させて手のひらを合わせる。息を吐きながら上体を床と水平に前に倒し、息を吸いながら起こす。息を吐きながら上体を真横に倒し、息を吸いながら起こす。反対側も同様に。最後に上体の右回しと左回しを行う。

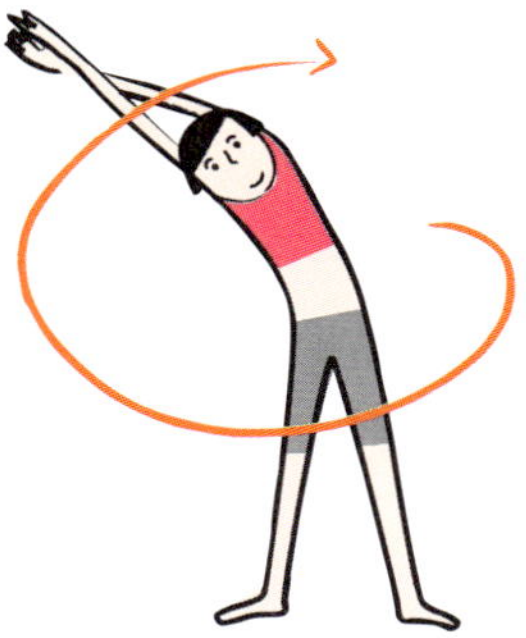

ぬるめの湯に15分の入浴で体を温め、寝る前の1時間は翌朝の準備を

一日の終わりの入浴は、38〜40℃のぬるめの湯に15分がコツ。最初は首までつかり、5分ほどして全身が温まったら、みぞおちまでつかる半身浴にします。

この入浴法を行うと、体の深部体温が38・5〜39℃という適温に保たれ、副交感神経が優位になって腸の働きがよくなるのでデトックス効果も得られます。

入浴後はコップ1杯の水を飲み、約1時間後、体温が下がってくるころに就寝します。この1時間は気持ちを安定させ、感情をポジティブに切りかえる時間帯です。翌日の洋服、持ち物など、物理的な準備をすませましょう。

さらに余裕があれば日記がおすすめです。悩みや不安などを書いてみると、「大事ないかも」「しかたないか」などと思えて、気持ちが軽くなります。うれしかったこと、楽しかったことを記し、最後に、明日の目標を書けば、心のなかはポジティブ感で満たされます。自律神経も安定して安眠が約束されます。

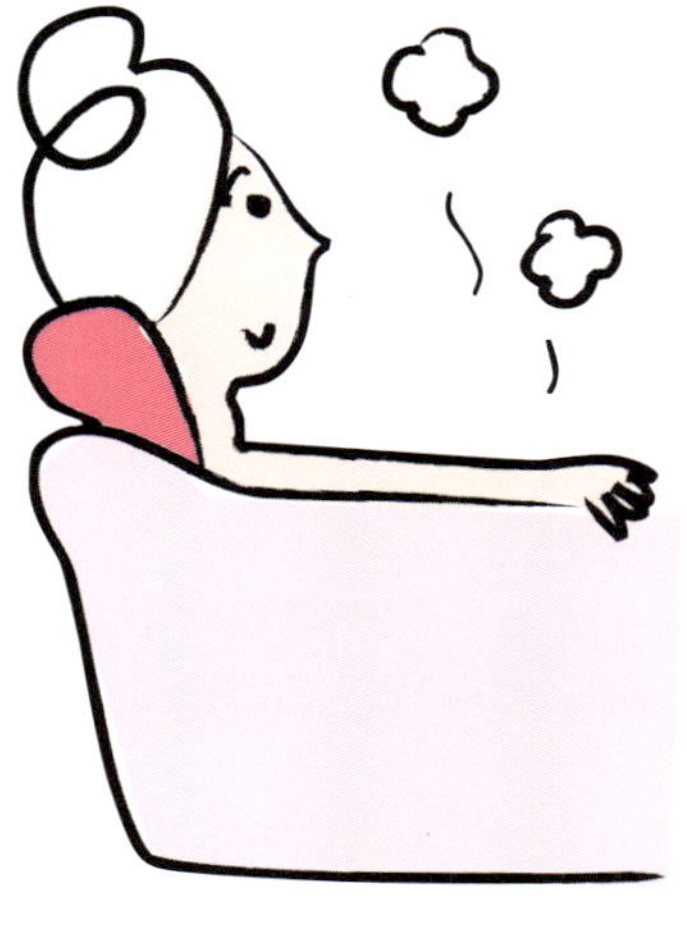

まとめ

明日が見える
コンビニ健康法

1 きちんと3回食事をするために、
身近なコンビニを活用

2 コンビニでは、腸によい食材に注目！
おでん、納豆、もずく、バナナ、
オリーブオイル、酢など

3 朝昼夜と、おにぎりやパンだけでなく、
タンパク質食品をしっかりとる

4 夕食は、寝る3時間前になるべくすませる

5 コンビニオリジナルの魚や
野菜、海藻の健康惣菜にも挑戦する！

6 コンビニ利用でできた時間で、
食事はゆっくりよくかんで腹七分目を目標に！

コンビニの入り口で
この1食があなたの
将来の「健康」につながっていることを
しっかり意識しよう！

おわりに

今日からでも間に合う！
1日3回、意識して
食べるだけで、
体は確実に変わります!!

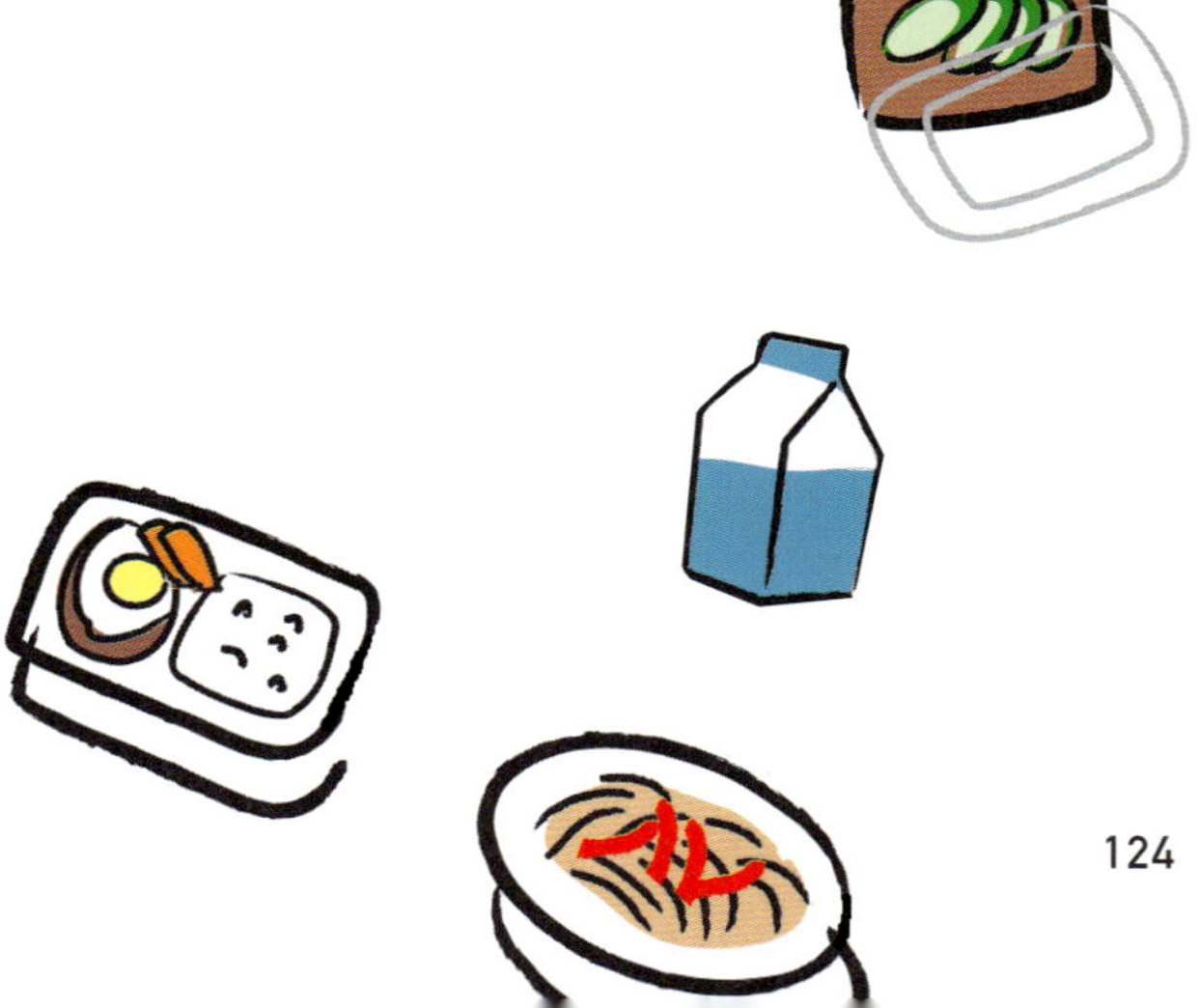

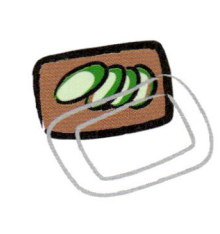

さまざまな健康法が発信され、もてはやされていますが、人が健康に生きていくうえで大事なことは、「1日3食を規則正しくとる」という、当たり前のことです。

そんなことは知っている、でも、いまは無理、そのうち余裕ができたら……と、不規則な食生活を続けた結果、体調をくずしてしまった患者さんを、便秘外来でおおぜい診てきました。

いま、日本の医療費の大半を使っているのは、65歳以上です。その年代で病気にかかることを防ぐには、50代からでは遅すぎます。40代ですでに病気のスイッチが入ってしまっているケースも少なくないからです。60代、70代にも社会でパフォーマンスができ、最終的に要介護にならずに人生をまっとうするには、20代、30代からの準備が大切です。

「1日3食を規則正しくとる」目的は、**「自律神経のバランスをととのえて、全身の細胞に質のよい血液を届け、細胞の生命力を高く保つ」**ことです。

その自律神経は、男性では30代、女性は40代には、健康な人でも機能が低下してきます。

まして、食生活をおろそかにして、自律神経のバランスが乱れたまま20

代、30代を過ごしていれば、機能低下はさらに早まります。老化もそれに準じて早まるのです。

本書では、時間がなくても、コンビニを味方につけて「1日3食、規則正しく食べる」方法を紹介しました。コンビニには、いわゆるジャンクフードもたくさんありますが、健康によい食品も同じくらいたくさんあります。それらを選びとり、自分の体調や生活に応じて組み合わせる知恵が、あなたには備わったはずです。

その知恵は、いつか家族のために料理を作る日にも、必ず役立ちます。なぜなら、健康食の基本は、食材を組み合わせる知恵であり、スーパーで買い物をするときも、デパ地下でも必要だからです。

またあなたには、**自分の生活のリズムや体調の変化に気づき、「自律神経」のバランスを調整し、「腸内環境」をととのえる知恵もついている**はずです。その知恵こそ、ライフステージが変わって家族の健康管理もしなければならない日に、きっと大きな力になります。

今後の医学は、治療学より、食事や運動、心のメンテナンスなど、予防医学が主流になります。本書で紹介した自律神経をととのえるための食生活の知恵は、まさに予防医学のさきがけです。シニア世代も、いまからでも、1つでも2つでも生活を改善していくことは意義があります。まだ病気になっていなければ、けっして遅くはありません。ただし、早く始めれば始めるほど、アドバンテージが大きくなるのは事実です。

まず、あなた自身が、明日のパフォーマンスを上げるために、今日もきちんと3食とって、12時にはベッドに入ることを実行してみてください。

２０１３年　６月

小林弘幸

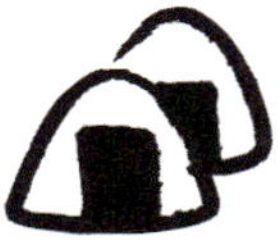

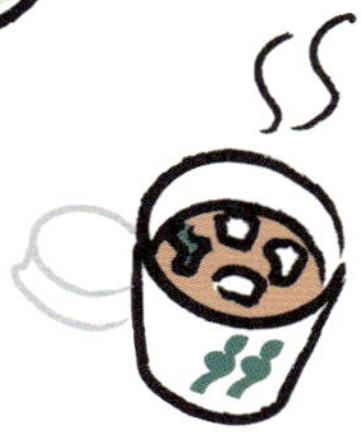

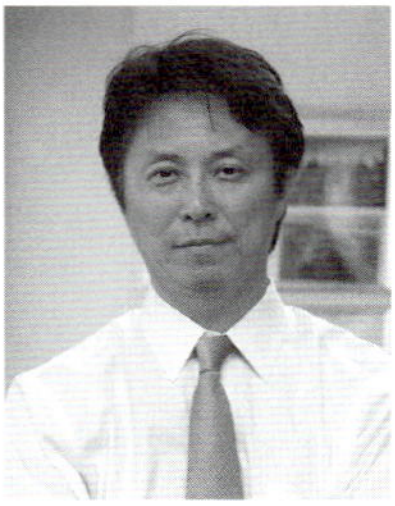

順天堂大学医学部教授

小林弘幸《こばやしひろゆき》

1960年埼玉県生まれ。順天堂大学医学部教授。日本体育協会公認スポーツドクター。順天堂大学医学部卒業。同大学大学院医学研究科（小児外科）博士課程修了後、ロンドン大学付属英国王立小児病院外科、トリニティ大学付属医学研究センター、アイルランド国立病院外科での勤務を経て、順天堂大学小児外科講師・助教授を歴任。現在に至る。

自律神経研究の第一人者として、プロスポーツ選手、アーティスト、文化人へのコンディショニング、パフォーマンス向上指導にかかわる。

著書に、『ゆっくり生きれば、遠くまでいける』（大和書房）、『なぜ、「これ」は健康にいいのか？』（サンマーク出版）、『「これ」だけ意識すればきれいになる。自律神経美人をつくる126の習慣』（幻冬舎）、『読む便秘外来』（集英社）など多数。

コンビニへ「健康《けんこう》」を買《か》いに行《い》こう！

著者　小林弘幸《こばやしひろゆき》
発行者　荻野善之
発行所　株式会社 主婦の友社
〒101-8911
東京都千代田区神田駿河台2-9
電話03-5280-7537（編集）
03-5280-7551（販売）
印刷所　大日本印刷株式会社

表紙・本文デザイン
横山朋香
成冨チトセ（細山田デザイン事務所）
撮影　千葉 充
構成　中島さなえ
取材協力　雪下岳彦（医学博士）
料理制作　検見﨑聡美（管理栄養士）
料理スタイリング
坂上嘉代
イラスト　山口正児
編集担当　近藤祥子（主婦の友社）
撮影協力　株式会社ローソン
協力　株式会社セブン-イレブン・ジャパン
株式会社ファミリーマート

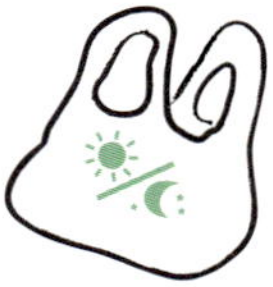

※この本で紹介している、コンビニエンスストアの商品は、撮影時2013年2月現在のものです。商品の内容、パッケージの変更や、販売終了、また、店舗により取り扱いがない場合があります。

●乱丁本、落丁本はおとりかえします。お買い求めの書店か、主婦の友社資材刊行課（電話03-5280-7590）にご連絡ください。
●内容に関するお問い合わせは、主婦の友社（電話03-5280-7537）まで。
●主婦の友社が発行する書籍・ムックのご注文、雑誌の定期購読のお申し込みは、お近くの書店か主婦の友社コールセンター（電話0120-916-892）まで。
お問い合わせ受付時間　月〜金（祝日を除く）9:30〜17:30
主婦の友社ホームページ　http://www.shufunotomo.co.jp/

ISBN978-4-07-288350-1

す-073101